頭痛　肩こり
不定愁訴をもたらす

噛み締めの謎を解く！

（歯科医が解明した姿勢の歪み・発症のメカニズム）

歯学博士
尾崎　勇
Isamu Ozaki

現代書林

はじめに

あごの関節が痛くて口が開かない、顎関節にひっかかり感があり口が開けにくい、口を開けたり閉じたりすると「カックン」または「ポン」と音がする、下あごを自由に動かすことができない、噛みにくい、噛む筋肉が痛い……。

このような症状を顎関節症と言います。顎関節症はいつも強く噛み締めている状態、慢性的な「噛み締め」が原因で起こります。しかしなぜ「噛み締め」が起きるのか、本人も知らずに「噛み締め」を続けてしまう状態がどのようなメカニズムで起きるのか、実は歯科界の最大の謎となっています。そして「噛み締め」が原因で顎関節症を患った患者さんの多くが、首や肩に頑固なコリなどの症状を訴え、「頭痛がする」、「手足がしびれる」、「精神的な落ち込みがひどい」などの全身的な症状を訴えます。

これまでの長年の治療で、「噛み合わせ」の治療を終えて顎関節の痛みが消え、口が正常に開くようになると、患者さんが訴えていた首や肩のコリも消え、慢性的に感じていた苦痛に改善がみられることがわかってきました。こうした経験から噛み合わせが身体全体に及ぼす影響を無視できないと考え、「噛み締め」がなぜ起こるのか、そのメカニズムを解き明かす研究に、

20年以上取り組んできました。

私は歯科医師の道に進んで最初から顎関節症を専門にしたわけではありません。昭和46年に歯学部を卒業し、「歯医者は入れ歯が上手でなければならない」と考え、歯を復元する義歯を専門にした大学の補綴科に3年間在籍しました。

当時、虫歯や歯周病で多くの人が歯を失っており、虫歯予防の重要性が指摘されていました。予防を行うためには成人からでは遅く、小児から予防管理を行う事が最も効率が良いと考え、さらに小児歯科に2年間在籍し、とくに子供のあごと顔面の発育に興味を持って勉強してきました。そして子供から大人まで治療できるホームドクターを目指して昭和51年、札幌にエンゼル歯科を開院し、現在に至るまでおよそ1万8000人の患者さんと向き合っています。

当初は乳歯から永久歯に生え変わる子供たちの予防管理を行っていましたが、来院した30％以上の子供たちが、あごの発育不足によって歯が生えるスペースが不足し、悪い歯並びを治す矯正治療を行わなければなりませんでした。

通常、矯正治療では、まず患者さんのあごの大きさと歯の大きさから歯が生えるスペースを計算します。歯の大きさに比べてあごが小さいという計算結果が出ると、新しい歯が生えてくるスペースを作るために、今生えている歯を抜く〝便宜抜歯〟を行います。

しかしバランスの良いあごと顔面の発育には、咀嚼《そしゃく》・嚥下《えんげ》・発音・呼吸など、正しい口腔機能が備わっていることが重要です。単に歯が生える場所がないという理由で便宜的に抜歯する治療法は、口腔をさらに小さくし、正しい口腔機能に障害を与えるのではという漠然とした危機感を抱いていました。

そこで私は〝親知らず〟以外は歯を抜かない歯列矯正治療を行い、治療後に口の機能を回復させる筋機能療法（リハビリ）を行って、噛み合わせと口の機能の調和を目指した治療を行ってきました。

この経験から便宜抜歯が噛み合わせ治療の最善策とは言えないこと、そして口腔の大きさや広がりが「慢性的な噛み締め」を生む大きな要素であることがわかってきたのですが、この分野の研究論文や文献は見当たらず、治療方法も解決策もわかりませんでした。そこで３０００人を超える患者さんから診察記録や歯型をとって検証し、上下の噛み合わせの変化が姿勢に与える影響をパターン化して、噛み合わせの治療を試みてきたというのが経緯です。

頭痛、肩こり、腰痛……、巷には健康本があふれていますが、どの本も根本的な原因はわからないとし、対症療法に留まっています。本書は「その原因があなたの口元にある可能性がありますよ」としてメカニズムを解明しています。

私の診察室では、顎関節症が疑われる患者さんは、まず首や肩の触診から始めます。椅子に座った時と立った姿勢で記録用の写真を撮ります。歯の診療に来ているのに、患者さんはだんだん怪訝そうな表情になっていきます。そんな患者さんたちの理解と協力もいただき、ようやく本書をまとめることができました。

頭痛や肩こり、腰痛など、医者にかかっても治ることのなかったさまざまな苦痛は、あなたの歪んだ噛み合わせが原因で起きているかもしれません。

2017年3月

尾﨑　勇

頭痛・肩こり・不定愁訴をもたらす「噛み締め」の謎を解く！　目次

第2章　噛み締めが引き起こすさまざまな症状

第3章

自宅で症状の改善を図るために

第1章

歯科界最大の謎
——噛み締めのメカニズム

第1項 あなたの噛み締め度チェック

本書は長年頭痛や肩こり、腰痛に悩まされ、我慢ができないほどの痛みにもかかわらず、病院に行っても原因不明であるとか、対症療法しか施されず、病院をたらい回しにされてきた方々に対して、『もしかするとその痛みは、噛み合わせの歪みから起こっている可能性がありますよ』と気づいてもらうために書いたものです。

そのメカニズムを第1章で明らかにしますが、その前に、皆さんに噛み締めが起きているかどうか、噛み合わせに異常はないか自己診断していただきます。自分の状態を把握し、症状に合わせてこの本を読み進めていただくことをお勧めします。

私のクリニックを訪れた患者さんに最初にチェックしてもらう自己診断表を次ページに掲載しました。みなさんもチェックしてみてください。

選択肢の横に「噛み合わせの歪みによって現れる症状」には点数をつけてあります。

③以上…噛み合わせの異常によって明らかに身体に影響が出ている症状

②　…多少影響が出ている状態

?　…数字は記載していませんが「?（＝わからない）」に丸をした場合は、1点を加えて

ご自身の症状について、あてはまるものに丸を付けてください

1	片頭痛（ずきずきした痛み）	② 右が痛い	⑤ 左が痛い	?	ない
2	緊張性頭痛（締め付けられる痛み）	② 右	⑤ 左	?	ない
3	眼の奥の痛み	④ 右	① 左	?	ない
4	唇が片方に引かれている	① 右	③ 左	?	ない
5	片方の顔が小さい	① 右	③ 左	?	ない
6	片方の眼が小さい	① 右	③ 左	?	ない
7	気がつくといつも噛み締めている	⑤ ある	② 時々	?	ない
8	寝ている時に歯ぎしりをする	③ ある	① 時々	?	ない
9	噛み締めると奥歯に痛みを感じる	③ ある	① 時々	?	ない
10	あごの付け根（関節）が痛い	⑤ 右	⑤ 左	?	ない
11	口が開かない	⑤ ある	③ 少し	?	ない
12	口が開けにくい	⑤ ある	③ 少し	?	ない
13	あごにひっかかり感がある	⑤ ある	③ 少し	?	ない
14	口を開けると関節で音がする	⑤ 右	③左	?	ない
15	首がスムーズに回らない	⑤ ある	③ 少し	?	ない
16	首がこる	② 右	⑤ 左	?	ない

17	疲れてくると首が痛い	⑤ ある	③ 少し	?	ない
18	腕、指のしびれ感	② 右	⑤ 左	?	ない
19	腕を上げると痛い	⑤ 右	② 左	?	ない
20	どちらかの肩が高い	① 右	③ 左	?	ない
21	耳に圧迫感がある	① 右	④ 左	?	ない
22	喉がひりひりしている	④ 常に	② 時々	?	ない
23	いびきがひどい	⑤ 常に	② 時々	?	ない
24	舌に歯の跡がついている	⑤ ある	② 少し	?	ない
25	睡眠中に無呼吸になる	⑤ いつも	③ 時々	?	ない
26	腰痛	⑤ 常に	③ 時々	?	ない
27	膝関節の痛み	⑤ 右	③ 左	?	ない
28	股関節の調子が悪い	⑤ 右	② 左	?	ない
29	足の裏のマメ	④ 右	② 左	?	ない
30	土踏まずの痛み	④ 右	② 左	?	ない
31	めまい	⑤ 強い	④ 軽い	?	ない
32	全身倦怠	④ いつも	② 時々	?	ない
33	四肢の冷感	④ いつも	② 時々	?	ない
合　　計					

ください。それではあなたの答えが何点になるか、合計してください。

●合計点と注意

・点数が高い人ほど噛み合わせに歪みがあり、悪い影響が全身に及んでいます。
・人は強い痛みがあるとき、意識がその強い痛みに集中し、それよりも軽い痛みに気づかなくなる傾向があります。また痛みを軽減しようと身体が自然に痛みの少ない姿勢を選択する事もあります。例えば四十肩、五十肩などの激しい痛みがいつの間にか気にならなくなるのは、身体が自然に痛みの感じない姿勢を探し当て、その姿勢を持続させるからです。しかしその姿勢が無理な姿勢である場合、必ずその反作用として他の部位に歪みが発生し、新たにその部位に苦痛などの症状が現れます。このように本当は別の場所の痛みが強いのに、身体の働きによって、ほかの部位に痛みを分散させることがありますので、点数が低いからと言って安心はできません。
・またこうした苦痛に耐えきれず、（噛み合わせの異常が原因であるにもかかわらず）精神科医で抗うつ剤などの処方を受けている人は、点数が低く出る傾向があります。薬による治療を続けている人は目安としてご自身の点数に20点を加えてください。

○6点未満

「噛み合わせ」の不具合を気にしないで良い状態です。心配はいりません。

ただし歪みの集中によって激しい痛みが起きているために他に起きている軽い苦痛が感じられなくなっている場合があります。念のため首や口元周辺以外の部位もマッサージを兼ねて触診し、硬いコリや気づかなかった痛みがないか調べて下さい。

6点以上15点未満

日常生活でストレスや疲れがたまったときに、首や肩などに筋肉のコリを感じる程度で、軽いストレッチ、休息を取る事で症状は速やかに改善する状態です。

とくに噛み合わせの治療は必要のないレベルです。首のコリがなかなか消えない人は、左右どちらかに片寄った噛み締めがあると考えられます。

15点以上30点未満

「噛み締め」状態が習慣化し始めています。

疲労やストレスの溜まる日常生活が続くと、首の筋肉が硬直し、首・肩のコリが気になり始めます。しかし心配事などが解決し、ストレスから解放されて休息を十分に取る事ができれば「噛み締める力」は弱まり、それまでの苦痛は和らいで、症状を気にせず日常生活を送ることができる状態です。

ただ「噛み合わせの歪み」は存在しており、ストレスによる噛み締めが加わると、また首を中心とした痛みが起きやすい状態になっています。

30点以上40点未満

明らかに「噛み締め」が常態化しています。

身体全体に歪みが固定化し始め、首・肩を中心としたコリから慢性的な頭痛、四十肩や五十肩、腰痛など、さまざまな苦痛の症状は、休息をとっても簡単には改善できなくなっている状態です。疲労とストレスが蓄積し、筋肉のこわばりが恒常的に続くと、それを解消したくなりカイロプラクティック、マッサージ、鍼灸などに通院するようになります。

40点以上50点未満

身体は筋肉の収縮によって硬直し、慢性的に起こっている「噛み締め」の力が強くなって常態化し、首・肩のコリを中心としていた苦痛は身体の広範囲に波及しています。

身体の節々に疲労性物質が蓄積し、気分が優れなくなり、腰痛、膝痛などの痛みが身体に現れています。身体の歪みが長期に渡って固定化されているため、蓄積した疲労性物質は、休息を取り、痛み止めの薬を服用し、マッサージなどを行っても、簡単には解消しません。

あごが痛い場合は歯科医院へ、頭痛が起これば脳神経外科へ、耳や呼吸の異常の時は耳鼻咽喉科へ、首、肩、腰に異常があれば整形外科に、それぞれの症状に応じて通院する状況に陥るレベルと考えられます。

50点以上

長い年月、習慣的な「噛み締め」を続けてきた結果、全身が歪み、そのまま姿勢が固定化されています。

身体の歪みは広範囲に及んで、もはや部分的な痛みではなくなり、心身の不調を訴え始めます。漠然とした全身の苦痛をどのように医師に訴えてよいのか自分でも整理がつかなくなり、肉体のみならず精神的にも落ち込みます。

外見は健康に見えるため、他人からはすぐ疲れて休む、精神的に不安定だ、明るくないなどと言われ、自分の病状を理解してもらえないために疎外感を感じ、不安といらだちで次々と病名探しに病院を回り始めます。そのたびに「原因不明、加齢、疲れとストレスが原因」と診断を受け、次の病院を探すことになります。

さらに医師に対して尋常ではない表現で全身の症状を訴えると、精神科や心療内科を薦められ、精神安定剤、睡眠薬など症状に応じて幾種類もの薬を服用することになります。薬の影響も加わって仕事にも支障が起き、負のスパイラルが続くことになります。

自己診断チェック表でご自身の噛み合わせの状態を知っていただきましたが、いかがだったでしょうか?

足の裏のマメがどうして噛み合わせに関係あるのか疑問に感じた方もいるかもしれません。

本書のタイトルには「頭痛・肩こり・不定愁訴」と謳っていますが、本当は他にも書きたい症状がたくさんありました。ただこれ以上、長いタイトルは欲張りだということで、割愛した次第です。

実は私は、病院をたらい回しになり、そのつど「ストレスが原因」と言われ、最終的には心療内科に通うことになる患者さんをこの20年間、何人も診てきました。私のところへきて、『あなたの症状は噛み合わせの異常・歪みがもたらす痛みですよ』と診断を受けると、患者さんはこれまで苦しめられてきた苦痛の原因がわかり、大きな安堵感に包まれます。

治療は一回の診察では終わらず、症状によってゆっくり時間をかけ何年にも及ぶことがあります。５年も10年もかけてこり固まってしまった身体は、急に変化させてもすぐに元の姿勢に戻ろうとします。ですから時間をかけて、原因となっている口元の異常を少しずつ治療し、ゆっくりと正しい姿勢に導いていきます。その過程で例えば足のマメのように「こんなところも関係していたのですか？」と患者さんが意外に感じる部位の痛みや不具合も解消されていきます。

たとえ時間がかかっても、全身に及んださまざまな不定愁訴が軽くなっていくことが実感できると、患者さんの表情は明るくなり、治療に対しても生活に対しても前向きな姿勢に変わっていきます。全国の多くの患者さんが「原因不明。疲れとストレスのせい」とレッテルを張られ、誰にも理解してもらえず一人で悩んでいるだろうと思い至った時、なんとか研究成果をまとめようと思ったのが、本書を書くきっかけとなりました。

その苦痛の原因が、噛み合わせの歪みであれば、噛み合わせの歪みを改善すればよいのです。これは歯医者の仕事です。ほとんど薬を使うことはありません。

噛み合わせの治療によって最初に首、肩の筋肉の緊張が解放され、続いて全身に分散していた歪みが次第に緩和していきます。一定期間をおきながら噛み合わせの治療を2～3回繰り返す事で、全身に波及し分散していた歪みは次第に緩和され、やがて消えていきます。若い人ほど歪みの回復は早く、高齢になるほど全身に歪みが波及して固定化していることから、治癒するまでに1～2年の期間が必要になることもあります。

これから書き記す顎関節症のメカニズムは、あくまで私が自分の診察室で知りえた研究結果に基づくもので、これまで誰も述べたことのない理論も含まれています。回りくどい定義や、身体の仕組みを回転軸に置き換えるモデルなど、馴染みのない言葉や考え方が出てきますが、なにぶん一開業医の研究ということでご了承ください。

また私の研究結果は後進たちの研究によって、多くが上書きされていくかもしれません。しかしそれは歯科界の発展を意味することであり、そうなることを希望します。私はこの20年で得た経験や知見を可能な限り本書でオープンにしていきたいと思います。

身体の節々に発現する頭痛や腰痛などの苦痛は、すべて噛み合わせの歪みや異常が原因という訳ではありません。それぞれの専門医による診断が必要なケースも多々あります。ただし噛み合わせの異常によって自己診断のチェック項目に出てくるさまざまな苦痛や痛みが起きるのも事実です。自己診断チェックで高得点を獲得してしまった方は、自分の身体に何が起きているのか、それを改善するためにどうしたらよいのか、本書を読み進めて参考にしてみてください。

第2項 歯科界最大の謎——噛み締めのメカニズム

1 正しい姿勢とはどのような姿勢？ 良い噛み合わせとは？

前のパートでみなさんの噛み締め度をチェックしました。数字が大きい人ほど〝姿勢が崩れている〞とも言えます。

ところで崩れのない、「正しい姿勢」とはどのような姿勢でしょうか？ 患者さんに『姿勢が悪い』と指摘するわりに、歯科界には「正しい姿勢」がどのようなものか定義がありません。どのような身体の状態を目指して治療するのか、そのゴールがないわけです。治療後の理想の姿がないのに治療方針は立ちません。

そこで私なりに「正しい噛み合わせ」、「正しい姿勢」について定義づけを行うことにしました。今後、本書で「正しい姿勢」と示す場合はこれから説明する姿勢を指すこととし、私がゴールとして目指す姿勢もこの姿勢になります。

図1

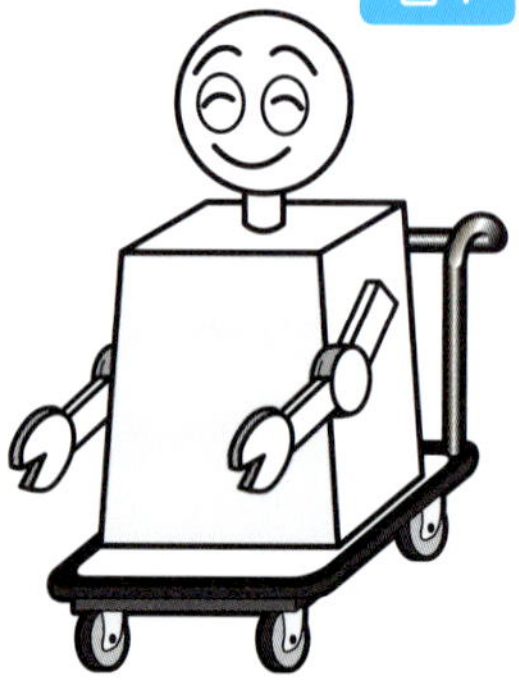

人間の身体はとても不安定

人間の身体は周囲の状況を視覚や聴覚などで確認し判断する頭部と、その頭部を運ぶ首から下の胴体の2つに分けて考えることができます。さまざまな命令を出す司令塔と、それを運ぶ台車のようなものです。(図1)

司令塔は成人男性の平均で5～6kgあります。ボーリングの球で言うと12～13ポンドあたりの球ですね。これが胴体の一番てっぺんに突き出た首と呼ばれる細い管の上に乗っているイメージです。首の骨の一番上、第一頸椎には小指の先程度の面積しかない突起(環椎上関節突起)が左右2ヵ所あって、この重たい司令塔はその上にチョコンと乗っかっているだけです。

重い司令塔を乗せている首の中には、司令塔からの命令が台車に伝わるケーブルと、台車が得た情報を司令塔に伝えるケーブルが入っています。乗せているだけだと落ちてしまいますので、司令塔が首から落ちないように伸び縮みする紐(筋肉)で前後左右を結び付けています。こうしてみると人間の身体は実に不安定な構造です。(図2)

司令塔(頭)が頸椎という円柱の上からゴロンと前に落ちそうになると、身体の後ろ側の紐が、落ちないように頭部を引っ張ります。そして台車が素早く下に回り込んでバランスをとり

図2

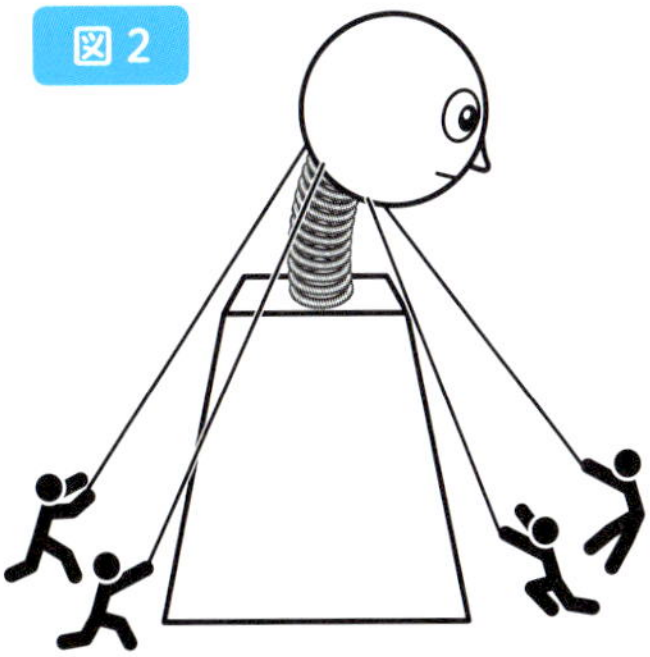

ます。もし台車が転んで倒れてしまっても、手が前に出るなど、台車のさまざまなパーツが動いて司令塔へのショックを和らげようとします。こうした「何とか司令塔を守ろうと無意識に動く働き」は反射と呼ばれます。人は反射を使ってバランスをとりながらさまざまな姿勢をとって生きています。

ここで重要なことは、同じひとつの身体であっても、司令塔と台車はバラバラに機能し、まったく違う役割を担うということです。このことが噛み締めを引き起こす大きな要因となります。

●正しい姿勢、良い噛み合わせとは…

さて「正しい姿勢」と言われてどのような姿勢を思い浮かべますか？　小学校の時、体育館で習った〝気をつけ！〟のポーズでしょうか？　それともモデルさんがカメラの前でポーズをとる美しい姿勢でしょうか？　年配の方なら〝のらくろ〟に出てくるような兵隊さんの気をつけ！　の姿勢でしょうか。

姿勢とは、職業やスポーツなど立場や見方によって概念が違います。見た目に綺麗な立ち姿が良いと言う人や、格闘技などで攻撃と受け身が取りやすい身体の構えから姿勢を考えることもあります。また心理的な状態から姿勢をとらえる考え方もあります。

多くの歯科医師は患者さんが顎関節の痛みを訴え、口が開かなくなる顎関節症の症状があるとき、漠然としたイメージで「この患者の姿勢が悪いのが原因」と考え、その悪い姿勢を治そうと指導します。おかしなことに、どのような姿勢に導けば関節症が治癒するのか、大学で習うことはありません。そして歯科医師になったあとも誰からも教わることはないのです。

ではどうするか？　多くの歯科医師はあごや噛み合わせに起きた異常が、首から頭、肩、腰、そして膝など全身に影響を与えることを経験上知っています。頭痛や肩こり、腰痛、膝の痛みなどさまざまな全身の痛みの原因が、噛み合わせの異常にある可能性があることに気づいています。しかしそのメカニズムがわからないため、あご周辺、口周辺の、歯科医師の治療の及ぶ範囲だけに治療を留めているのが現状です。

漠然としたイメージだけで「噛み合わせ」や「姿勢」の不具合を治そうとすると、かえって「噛み締め」が強くなり、身体により強い歪みを与えてしまう場合があります。「治療したのにさらに症状が悪くなる」という事態を招くことすらあります。

それでは正しい姿勢とはどのようなものでしょう？　長年の研究と治療の結果から私は次のように定義付けています。

・「良い姿勢」→常にゆらゆらと身体が揺れ動いて、全身のバランスをとっている状態

体育館に並ぶときの〝気をつけ！〟や、モデルさんの決めポーズのように決して一つのポーズで静止している状態ではありません。足を肩幅くらいに広げて力を抜き、一度その場でジャンプして着地したときの状態に近いと言えます。

軽く膝が曲がり、どの方向から誰かに押されても倒れることがなく、強く押された場合には、すぐに足が動いて踏ん張り、倒れないよう対応できる状態を言います。微妙にゆらゆらと重心移動があり、それぞれの筋肉が緊張と弛緩を交互に繰り返している状態です。

筋肉が小刻みに収縮と弛緩を繰り返すと、血液はポンプで送り出されるように全身に運ばれます。いわゆる〝血行の良い状態〟で、新しい血液が組織に送られ、老廃物を運び出します。姿勢のバランスをとる動きがスムーズにでき、血流が良い状態を「良い姿勢」と定義づけます。逆に悪い姿勢は、身体の揺らぎが止まり、筋肉がいつも緊張している状態で固定し、血行が悪くなっている状態です。

次に良い噛み合わせとは、極論を言うと歯並びがガタガタでも構いません。

・「正しい噛み合わせ」、「良い噛み合わせ」→噛む時に使う頬の筋肉がふだんは力が入っていない。上下の歯が接触していない。噛む時は左右の筋肉に均等に力が入り、咬合平面が水平となっている状態

人はふだん、食事などの時間を含めたとしても一日のほとんどの時間、上と下の歯は接触しておらず、「安静位空隙」と呼ばれる1～3㎜程度のすき間ができています。良い姿勢を保ち、リラックスしているようなときは噛む筋肉に力が入らず、上下の歯が接触していません。また噛んだ時に上下の歯が接する面を「咬合平面」と呼びますが、この咬合平面が水平となっていることも大切です。咬合平面が下を向いていると、食べ物を噛んでも、口から噛んだものがこぼれ出します。咬合平面が上を向いていると、よく咀嚼していないのに、食べ物が食道に落ち込むことになります。

2 姿勢を保つ反射の働き

重い司令塔を身体のてっぺんに載せて2本足で立つというとても不安定な構造でありながら、バランスをとって姿勢を保持するために、私たちは視覚や聴覚、あちこちの関節に加わる力や反射などさまざまな感覚や機能をフル稼働させています。

とくに「反射」は姿勢を維持するために重要な役割を担います。頭が傾いた時、頭の中には耳石器官と呼ばれる傾きを感知するスイッチが入っていますが、頭そのものには傾きを直す機能はありません。頭を支える首の筋肉が緊張したり弛緩したりして、頭の傾きを修整します。頭は常に平衡を保とうとします。身体が重心より前に傾くと後ろに戻し、重心より後ろに移動して倒れそうになると、また前に戻します。こうして重心軸を前後左右に行ったり来たりしながら姿勢を保ちます。

反射にはいくつも種類がありますが、とくに「姿勢反射」は、噛み合わせと深く関連してい

図3

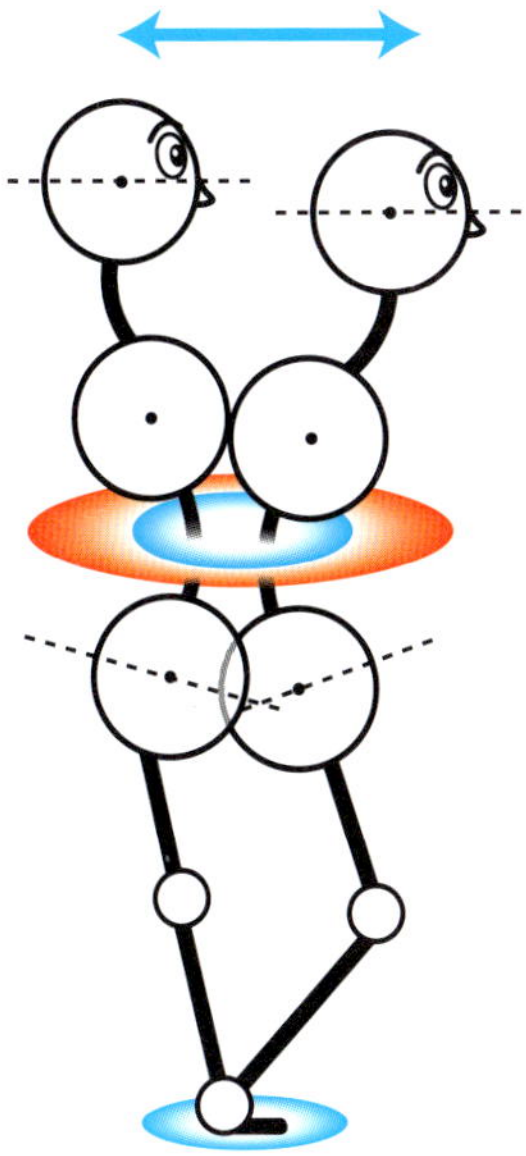

ます。身体が揺らぎながら良い姿勢を維持できるエリアを青くし、これを超えてバランスを崩したり倒れたりするエリアを赤く塗ると図3のようなイメージになります。青のゾーンでは、頭は傾くことなく平衡を保ちながら身体が揺らいでいます。そしてこの範囲で身体が揺らぐときは、上下の歯は接触することなく安静位空隙が保たれていると考えます。安静位空隙とは車のハンドルの遊びのようなものです。この〝遊びの空間〟が確保されているために、上あごから筋肉という紐で吊るされたような構造の下あごも、身体の揺れに合わせて一緒にブランコのように揺れることができます。下あごは身体の動きを感知するセンサーの役割を果たし、姿勢を制御するうえで重要な役割を果たしているというのが、本書の核心になります。

さて図3の青いゾーンと赤いゾーンの境界線は、姿勢反射のひとつ、〝頸反射〟と呼ばれる首にスイッチがある反射が働く場所です。赤いゾーンに身体が入ると、身体を元に戻そうという動きから、姿勢が崩れたり、倒れたりすることに対して、受け身を取ったり身体を守る動きに変わります。

図4-1

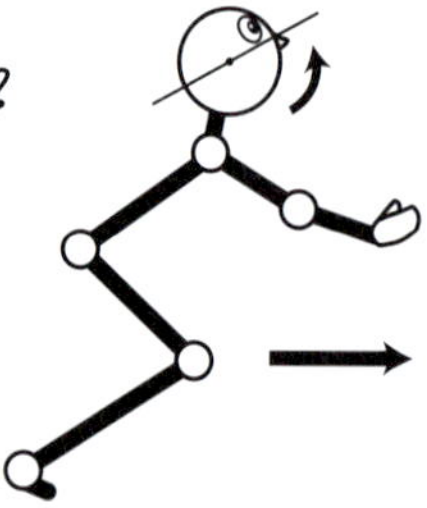

図4-2

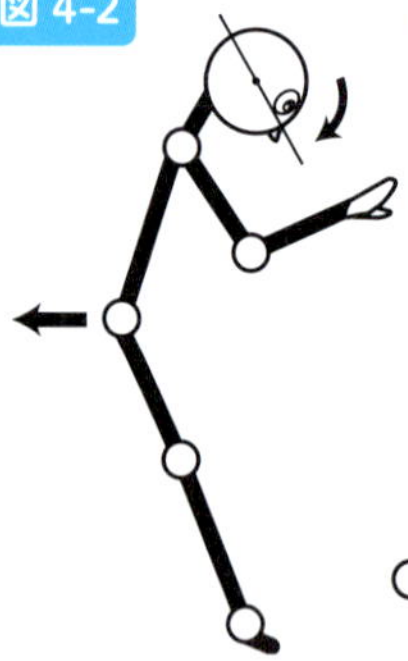

頸反射は首が曲がり続けると働く反射で、

・首が後ろに曲がっていると→腕が伸び続ける／足が曲がり続ける（図4-1）

・首が前に曲がっていると→腕が曲がり続ける／足が伸び続ける（図4-2）

反射は、何百万年もかけて人類が身に付けた、全身のさまざまな動きを瞬時に調和させ、姿勢を維持したり身体を守る働きです。ところが現代人は、これまでの進化のペースとは比べものにならないくらい短時間で身体の使い方を変え、組織のある部分には形や大きさの変化さえ生じています。

この急激な変化により頭の司令塔からの指示と反射による動きにズレが生じ、いびつな姿勢を生む原因となっています。本来なら倒れてしまう赤色のゾーンで、歯を食いしばって倒れないように全身を硬直させる、そんな状況が私たちの身体に起き始めています。

●【用語解説①】〝頭〟と〝頭部〟の使い分け

ここで本書に出てくる用語について2つ解説しておきます。

図5

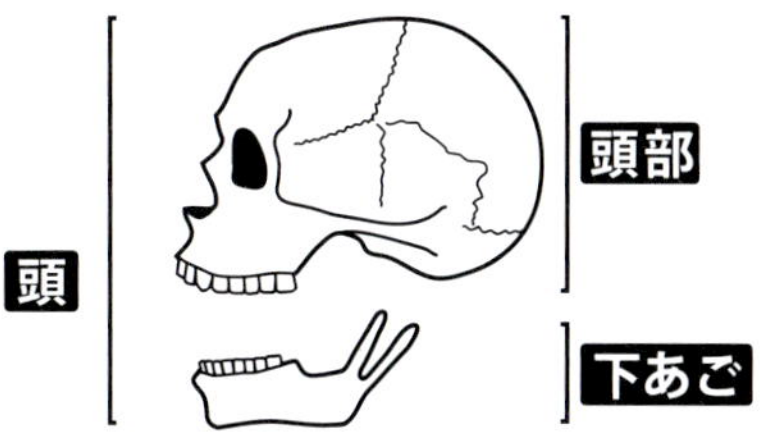

頭蓋骨と上あごはつながっていて一体化しています。一方、下あごは頭部のどの骨ともつながっていません。こめかみの辺りからたれる噛む筋肉と結びついて、上あごの下に吊るされているような状態です。理科室にある模型などは形を保つために下あごが頭蓋骨の一部に貼り付けてあったりバネで固定されているので、人体模型などをよく観察した人ほど誤解しやすいのですが、実際には筋肉をとってしまうと、上あごと下あごはばらばらになります。そこで本書の中では頭の骨と上あごの部分を「頭部」と表記し、頭部と下あごを合わせた部分を「頭」と表記することにします。（図5）

『頭部＋下あご＝頭』ですね。また〝上あご〟と表記する時は、頭部の中の上あごの部位に焦点をあてていると考えて下さい。

●【用語解説②】「噛み合わせ」が〝高い〟と〝低い〟

本書では「噛み合わせが高い、噛み合わせが低い」という言葉も頻繁に出

図6

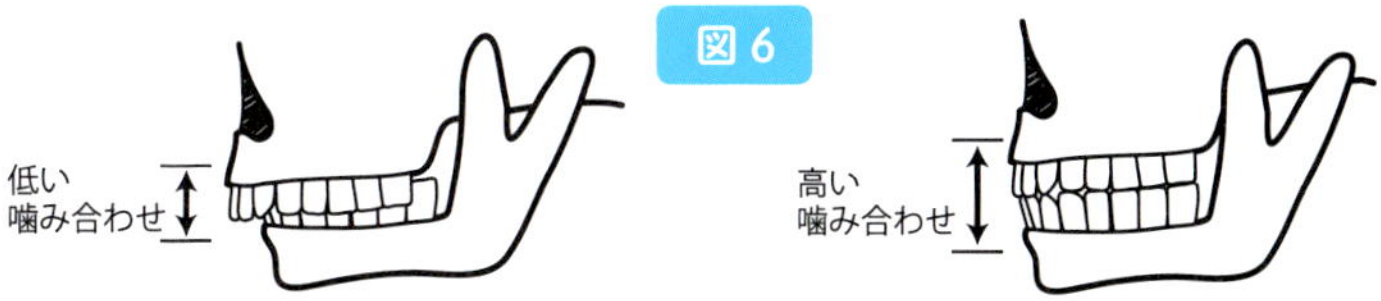

てきます。噛み合わせが高いとは図6のように上下の奥歯が噛み合い、口腔内に高さがうまれている状態です。噛み合わせが低いとは逆に奥歯の上下の噛み合わせがないために口腔内の高さがない状態です。

噛み合わせが低いと、噛む筋肉はより強い力で長い距離を収縮しなければなりません。また噛み合わせが低い状態は舌の収まるスペースが狭いといえます。

3 口元の異常が肩や腰、膝へと伝わっていく

あごの痛みを訴えて診察に来る患者さんは、ほとんど身体に歪みがあって姿勢が崩れています。そして首や肩、腰などに痛みを抱えています。患者さんの姿勢は、いったいいつ、どのようにして崩れてしまうのでしょうか?

その発端は、私は〝口元〟にあると考えています。口を開けたり閉じたり、話したり、食べ物を飲み込んだりする一連の動きは絶妙なタイミングで調和しています。ちょっとでもずれるとしゃべっているときにつばが飛び散りやすかったり、食べ物が口からこぼれやすかったり、頬っぺたや唇の裏側を噛んでしまい、その傷がもとで口内炎になったりします。そして口周辺と身体の筋肉はつながっているため、患者さんの口元で始まった歪みが、筋肉を伝わって全身に波及していくことがわかってきました。

図7

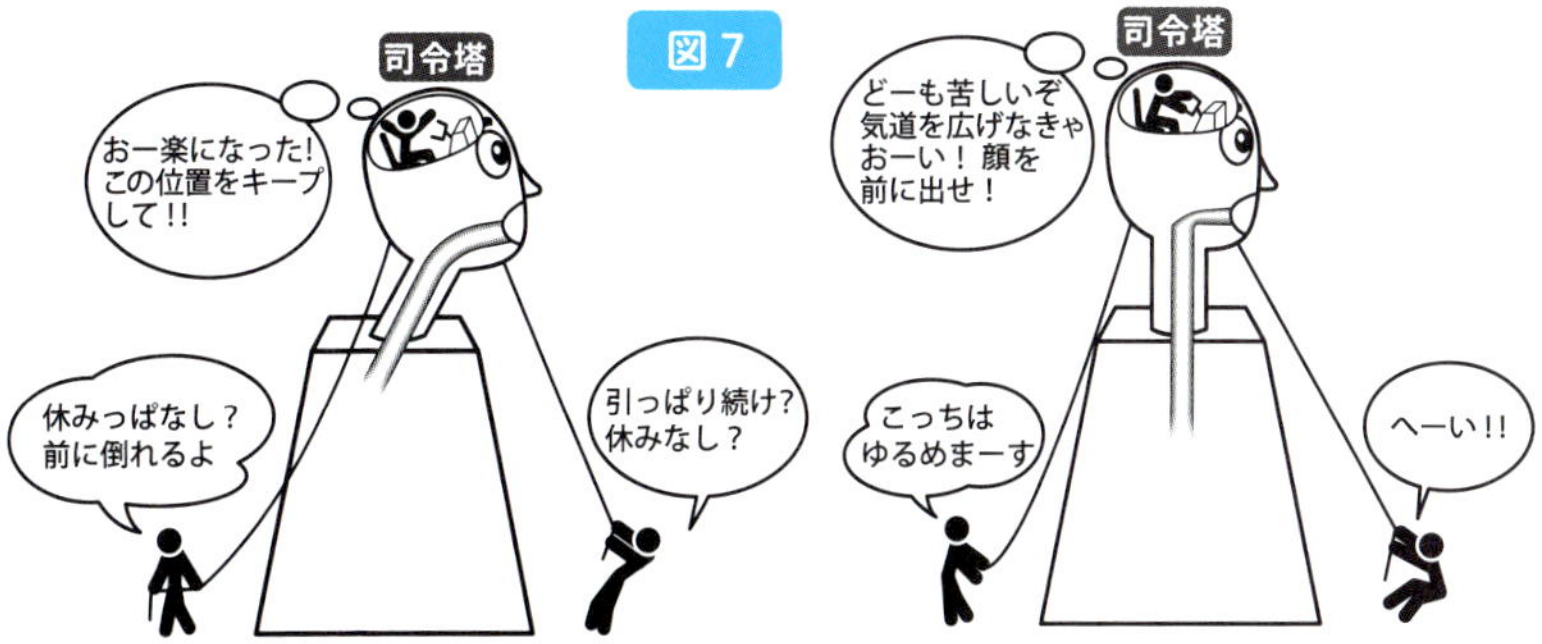
司令塔
おー楽になった!
この位置をキープして!!
休みっぱなし？
前に倒れるよ
引っぱり続け？
休みなし？
司令塔
どーも苦しいぞ
気道を広げなきゃ
おーい！顔を
前に出せ！
こっちは
ゆるめまーす
へーい!!

●口元に起きた異常が全身に波及する流れ

①食べものの咀嚼や飲み込み、話をしたり息をしたりするときに使う噛む筋肉、舌の筋肉、喉の筋肉などは、口やあご周辺で独立しているのではなく、それぞれが連携し調和しながら動き、首や肩、胸の筋肉とつながり、全身の動きとつながっている。

↓

②口やあごなど口元に異常が起きると、食べ物を飲み込んだり、話をしたり、とくに呼吸する機能に支障が出る。

↓

③生命の維持に重要な呼吸機能を守るため、司令塔（＝頭部）は台車（＝首から下の身体）に、「口とつながっている筋肉に力を入れて引っ張ったり、伸ばしたりして、呼吸が楽にできるようにしろ！」と命令する。あごや頭部の位置をずらしながら、呼吸が楽になる姿勢を見つけると、たとえ頭の位置が身体の重心からずれていたとしても、その状態をキープするよう命令する。このため口元や首周辺の筋肉は、常に力が入った状態で固

定化する。（図7）
←
④口元や首の筋肉が常に緊張・収縮すると、その筋肉につながっている胸、背中の筋肉、それにつながっている腰、臀《でん》部の筋肉へと緊張が全身に伝わっていく。身体の筋肉の力が抜けていて、筋肉が緊張と弛緩を繰り返しながら頭が落ちないようにバランスをとる正常な姿勢から、常に筋肉がこわばっている状態に身体が変化し、身体のゆらぎが失われて姿勢が固定化する。
←
⑤筋肉の緊張が常態化した箇所で、コリや痛みが発生する。こうして口元の異常が全身のコリや痛みなどの不定愁訴につながっていく。

このような流れで口元の異常が全身に及んでいきます。逆にこうした流れで生じた頭痛や肩こりなどの不定愁訴は、口元の異常を治せば解消するというのが私の治療方針になります。

4 〝あご〟が小さくなると頭の位置がずれる？

●小さくなる〝あご〟という器

では②の「口元の異常」とはどのようなものでしょうか？

近年の研究で、私たちのあごの形状が、身体全体の中で最も変化率が大きく、急速に変形していることが報告されています。その原因の一つとして私たちの食生活の変化（＝軟食化）が指摘されています。人類が誕生して500万年、火を使って肉を食べるようになってから40０万年たったと言われています。この長い歴史の中で、現代人のライフスタイルはほんの半世紀前と比べても比較にならないほど、激変しています。

自分の足腰を使わなくても、かつて一生かかっても行けない距離を座りながら移動できるようになりました。強く噛む必要のない予めやわらかくした食事を摂るようになりました。ここ半世紀で、私たちは筋力が落ち、あごの力が落ちても差し支えなくなりました。

食べ物をよく噛む事によって、しっかりとした咀嚼、嚥下機能が育ち、続いて正しい発音機能が習得できます。そして呼吸に支障のない広さの気道が保たれ、健全なあごの発育は成り立ちます。しかし生活が豊かになって軟食化が進んだおかげで、咀嚼・嚥下力は弱まり噛み合わせを支えるあごが、形態的にも量的にも十分に育たなくなりました。

日本人のあごは、爺さんや曾爺さんの時代に比べて細くとがり、小さくなりました。明治や昭和初期の写真に写る日本人の容姿と、最近のスタイルの良い子供たちの顔とを比較すると、まるで別の人種ではないかと思えるほど違います。現代受けする口元の小さな〝小顔〟になった反面、歯や舌はあごといっしょに小さくはなっていません。

そこで起きるのが、あごという器が小さくなったのに、そこに並ぶ歯も、その空間に収まる舌も以前の大きさのままで「器に入りきらなくなった」ということです。器に並びきれなくなった歯はどうなるのか。生える場所を求めて歯列の外側か内側から顔を出すしかありません。

そして器に収まらなくなった舌はどうなるでしょう？　口をあけて舌を犬のように外にたらす方法がありますが、食べ物と一緒に舌も噛んでしまうし、しゃべることもできません。すると「喉の奥にしまう」しか手立てはありませんが、喉には食べ物を通すほかに、呼吸をする・空気を通すという重要な役割があります。

口が小さくなる↓舌が喉の奥に下がる↓気道を塞ぐ↓呼吸困難になる……。

これが小顔になった日本人の最も大きな代償です。呼吸は生命に直結した営みです。24時間休む事なく行っています。食べ物を口いっぱい入れていようが、水をごくごく飲んでいようが、おしゃべりしていようが、睡眠中であろうが一瞬たりとも他の機能に譲りません。5分間、飲み食いしなくても何も支障はありませんが、5分間気道を塞ぐと命に関わってきます。

●呼吸困難による頭の位置のずれ

ところで皆さん、ふだん上下の唇は開いていますか？　それとも閉じていますか？　舌は上あごにぴたりとくっついていますか？　上下の歯が接触し、知らず知らずに噛み締めていませんか？　ご自身の状況を確認しながら読み進んでみて下さい。

図8-1

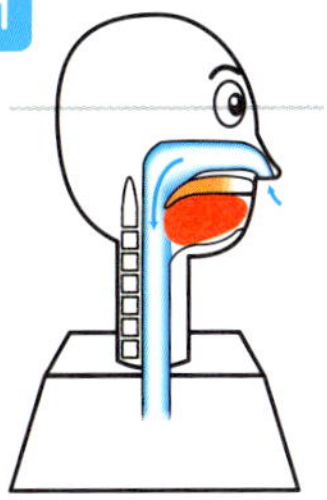

図8-2

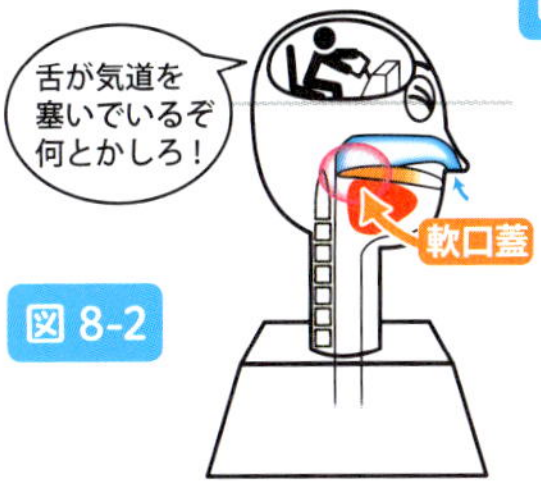

①正常な状態

健常な人は、通常、鼻で呼吸し唇は閉じています。上下の歯は安静位空隙があって接触しておらず、舌は上あごの口蓋に張り付いています。空気は鼻腔から入って気道につながり、肺へ流れます。（図8-1）

②舌がもたらす呼吸困難

下あごが小さいなどの理由で舌が喉の奥に落ち込むと、舌の奥が上方に盛り上がって軟口蓋と呼ばれる弁を押し上げ、鼻の気道を塞ぎます。これが舌によってもたらされる呼吸困難です。

呼吸が困難になったとき、私達の司令塔は自らの生命を維持するために「最優先で気道確保せよ！」と台車に命令します。（図8-2）

このとき図1、2で説明したように、司令塔と台車の役割はバラバラで、司令塔は台車の都合はお構いなしに指令を出します。台車は坂道を下っていたり、寝ていたり、石につまずいて転びそうな瞬間だったりと日常の役割をこなしながら、どのような姿勢になろうとも呼吸がしやすい体勢になるよう台車の形を変えようとします。

③顔を前に出して気道の確保

人間の気道は喉元で直角に折れ曲がります。この狭くなる部分を広げるためには、顔を上に

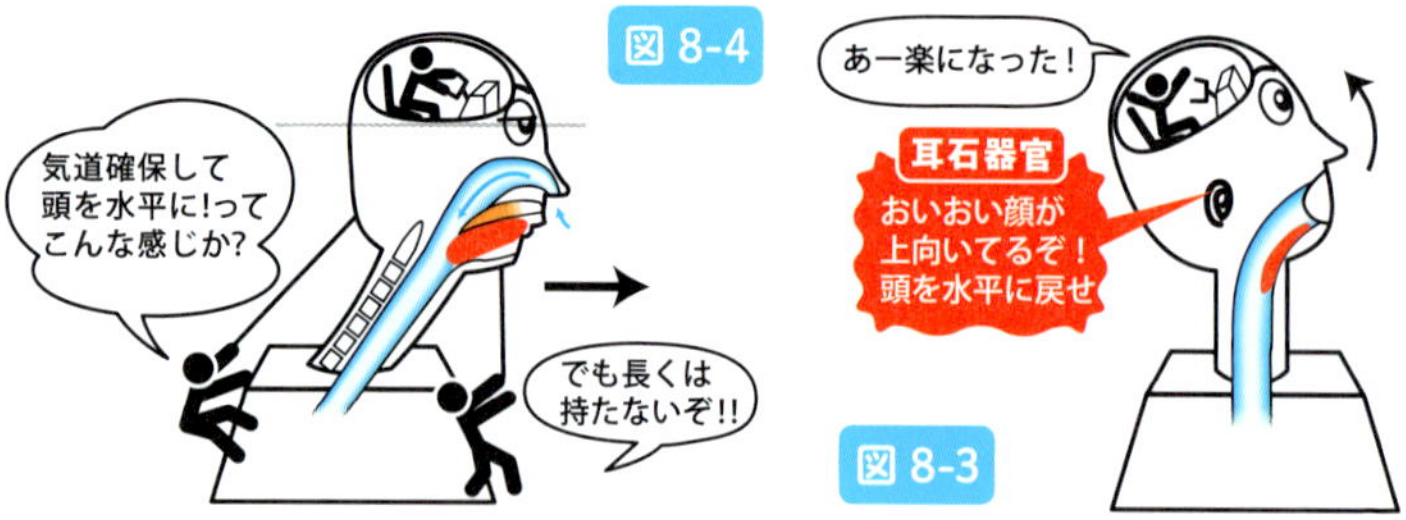

向けて、折れ曲がっている箇所を真っすぐにします。ここで耳石器官が「顔が上を向いている。頭部を水平に保つように！」という反射を働かせます。（図8-3）

気道を確保しながら、頭部の平衡を保つために、首を前に出す筋肉が収縮して、顔を前方に突き出します。こうして頭の位置が体の中心軸から前にずれていきます。（図8-4）

④鼻がもたらす呼吸困難

もう一つ、鼻が原因で起きる呼吸困難があります。アレルギー性鼻炎、扁桃腺肥大や鼻炎性のアレルギーを患う人の数は増加傾向にあります。アレルギー性鼻炎などによって鼻が詰まり鼻呼吸ができない人は、口蓋に張り付いた舌をはがして、いつも口を開けた状態で口呼吸せざるを得ません。（図8-5）

⑤口を開けて気道を確保

首の前側の筋肉が収縮して常に口が開いた状態にしますが、頭部も筋肉に引っ張られて、顔が下を向きます。（図8-6）

ここでまた耳石器官から「顔が下向きだ！　頭部の平衡を保って～！」と指示が出て、気道を確保しつつ、頭部を後方に移動して顔

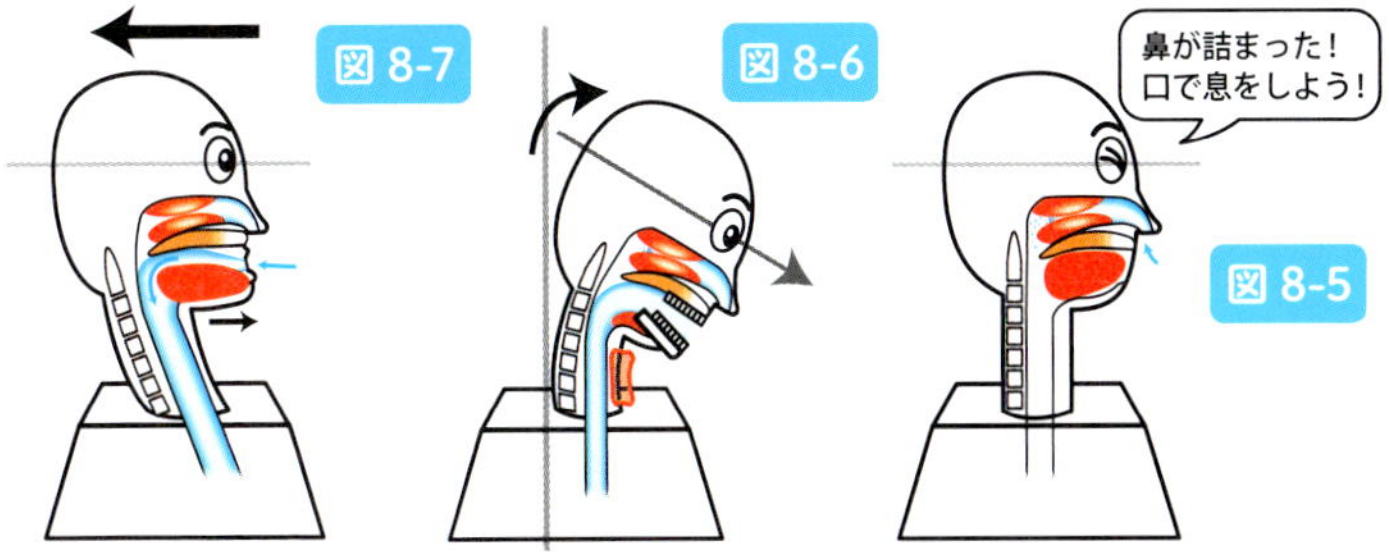

をあげます。頭の後方移動により喉が圧迫されるため、下あごを前方に突き出して舌が喉の奥に落ち込まないようにして気道を広げます。頭の位置は、身体の中心軸より後方に位置した個所で固定化します。（図8-7）

舌の位置や鼻づまりが原因でいずれも「呼吸困難」という状況が生まれ、頭の平衡と気道の確保を両立するために身体の重心から頭の位置がずれることになります。②のように舌が気道を塞ぐ場合は、喉元を広げて顔を前に出す姿勢になり、次項で説明しますが、これはあご引き型（Ⅰ型）と定義しています。④のように鼻で呼吸ができない場合は、顔を後方に移動して下あごが前に出る姿勢に変化します。これはあご出し型（Ⅶ型）と定義しています。そしてこれらの姿勢は、そのまま固定化されていきます。

司令塔が体の中心軸からずれた位置で固定されると、頸椎の上の小指の先程度の小さな2つの骨から頭がゴロリと落ちそうになるので、台車は首の筋肉を使って司令塔が落ちないように引っ張り続けます。首には〝気道を確保するために小さな2つの骨から落ちるような力〟が加わる一方で、〝落ちないように引っ張りあげる逆向き

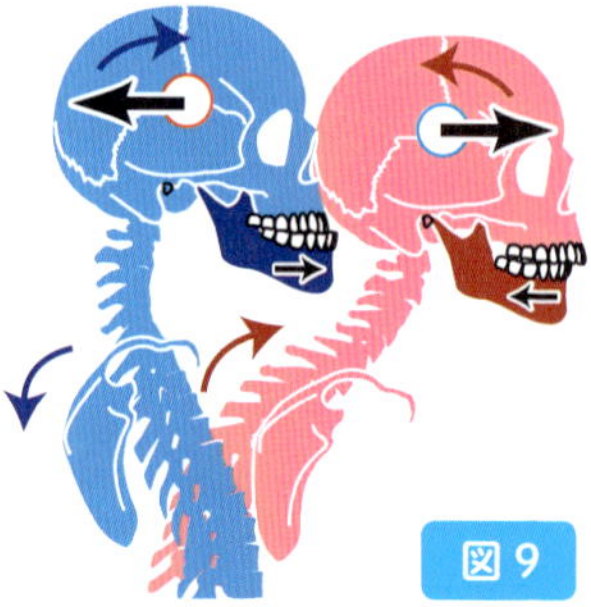

図9

の力〃が同時に加わります。

皆さんに理解していただくため、頭や首に加わる力をひとつひとつ分解して説明しましたが、これらの動きは同時に、一斉に行われます。実際には〝顔が上を向いたり下を向いてから、次に水平を向く〃といった順番に続く動きはありません。

診察室で診る限り、頭部と下あごはまるで建築物の免震構造のように動いているように見えます。頭部が平衡を保ったまま前方に移動すると下あごは後ろに移動し、頭部が平衡を保ったまま後ろに移動すると下あごが前に出るという動きです。これは下あごから動かしても同じ結果が得られる身体の基本的な動きです。

・下あごを前方に出す　⇕　顔が後ろに移動する

・下あごを後方に引く　⇕　顔が前に移動する（図9）

下あごは身体の姿勢に影響を与える重要な器官です。その下あごが退化して小さくなり〝呼吸困難〃という事態を招いています。さらに次項で説明する下半身から身体の上方へ伝わる力を同時に受けて、身体のあちこちで、〝逆向きの筋肉が勝負のつかない綱引きをいつまでも続けている〃状態が生まれています。硬直し続ける筋肉はもはや血液を送り出すポンプの働きをなしません。血行が悪くなり新陳代謝が進まず、老廃物がたまり続けることになります。

5 押し上げ回転と押し下げ回転

ここまで読んで「口元に異常が起きると、どうやら全身に影響を与えるようだぞ」ということが、なんとなく理解いただけましたでしょうか？　まだ「口元の筋肉は全身とつながっていて…」と言われてもピンとこないと思います。

そこで、全身にどのように力が伝わっていくのか、身体の歪みがどこに生じるのかを理解するために図10のようなモデルを考えました。頭部、胸部、骨盤、そして下あごの4ヵ所を回転軸に置き換えて身体の仕組みを考えるもので、便宜上、尾崎モデルとします。

図10は身体の正面を右側に向けた立ち姿勢です。視線が水平面を向き、頭が平衡を保っている状態を起点とします。あご、頭、胸部、腰の4ヵ所の回転軸について、身体の後ろ側の部分が下向きに回転する場合を「押し下げ回転」、上向きに回転する動きを「押し上げ回転」と定義します。

下あごは、頭部から筋肉で吊るされて、ブランコのように動きます。ブランコの計算上の中心は、眉間の

図10

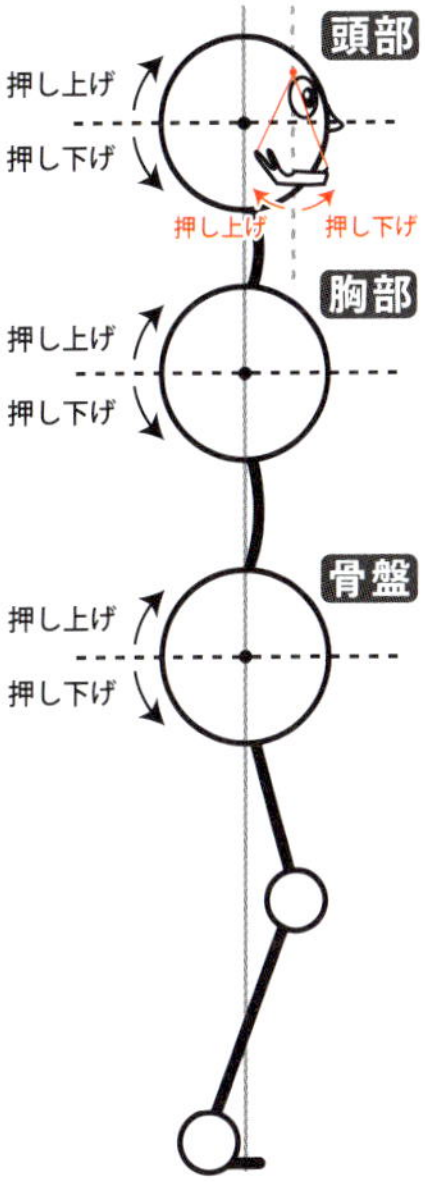

あたりと言われていますが、実際に眉間から筋肉が垂れ下がっているわけではありません）。

下あごを引く動きが押し上げ回転、下あごを前に出す動きが押し下げ回転です。例えば首の後ろ側の筋肉が収縮するとき、筋肉が後頭部を引っ張るので「顔が上を向く」＝「頭が押し下げ回転」となります。首の後ろ側の筋肉は後頭部だけでなく、胸部の背中側も引き寄せるので、胸部は連動して押し上げ回転となり、頭部と胸部の間にある頸椎は前弯します。また骨盤を押し上げ回転させると腰椎が前弯して胸部は押し下げ回転になります。そして胸部が押し下げになると連動して頸椎が後弯し、頭部は押し上げ回転となります。回転軸のどこかに力を加えると、連動して全身の4つの回転軸がすべて影響を受けて動きます。

尾崎モデルでは、あご→頭→胸部→腰の順に、隣りあう回転軸が逆向きに回転する時、身体の中で力がぶつかり合わず、スムーズに身体が動いている、と考えます。

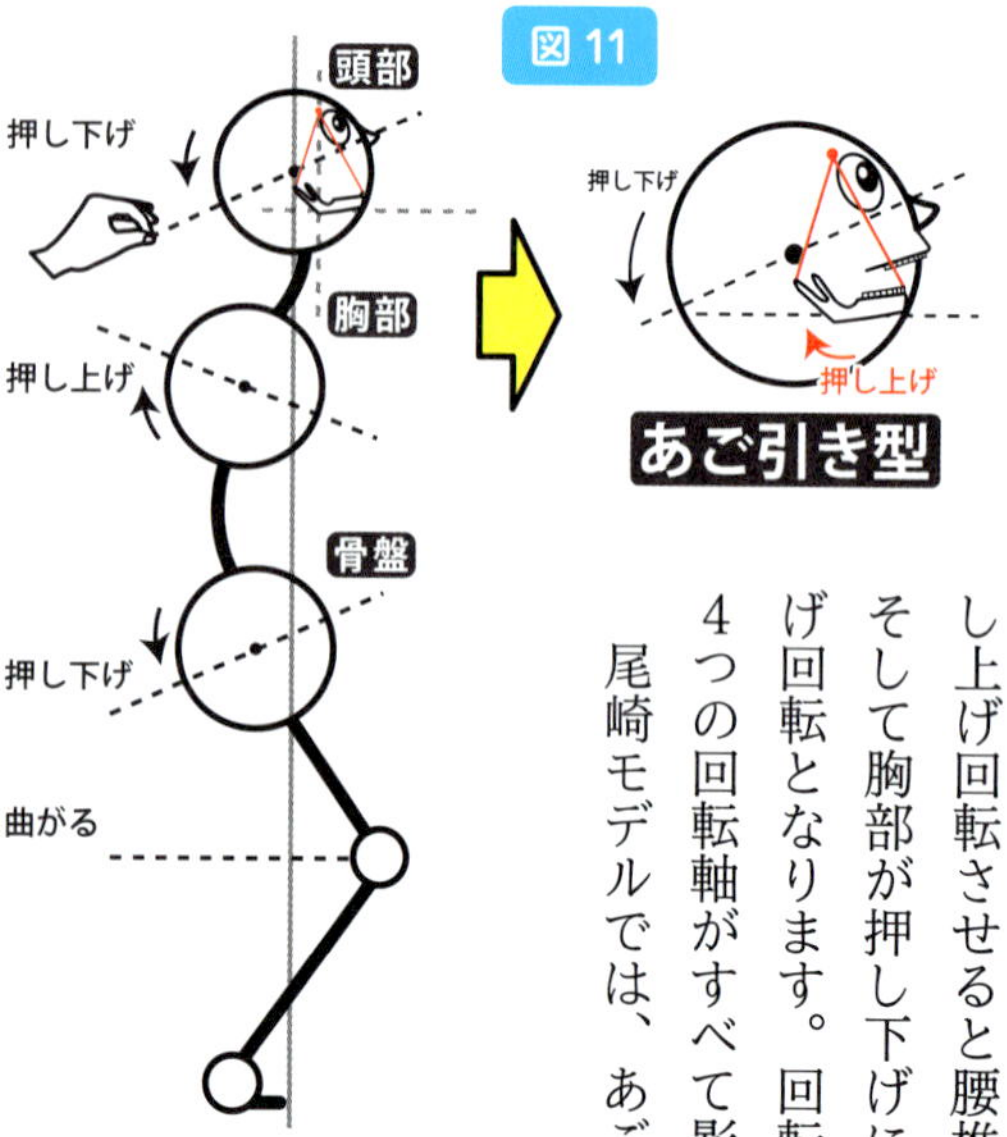

●「あご引き型姿勢」（Ⅰ型）

尾崎モデルの頭をつかみ、押し下げ回転させると、胸部は連動して動いて押し上げになります。続いて骨盤は押し下げとなり、膝は曲がります。頭ではなく胸部をつかんで押し上げ回転させても、骨盤をつかんで押し下げ回転を加えても、モデルの人形はみな連動して同じ図11の姿勢になります。この姿勢を「あご引き型」（I型）とします。

あごを引き、頸椎が前弯しています。極端に下あごを引いた場合は、上あごの前歯が前面に出る〝出っ歯〟と言われるような状態になります。お年寄りに多く見られる腰の曲がったあご引き型は、多くの人が「猫背の悪い姿勢」と見なしますが、尾崎モデルでは、あごと頭、胸部、骨盤の隣り合う回転軸が互いに逆方向に回転し、身体に緊張状態が蓄積していない楽な姿勢だとしています。

図 12

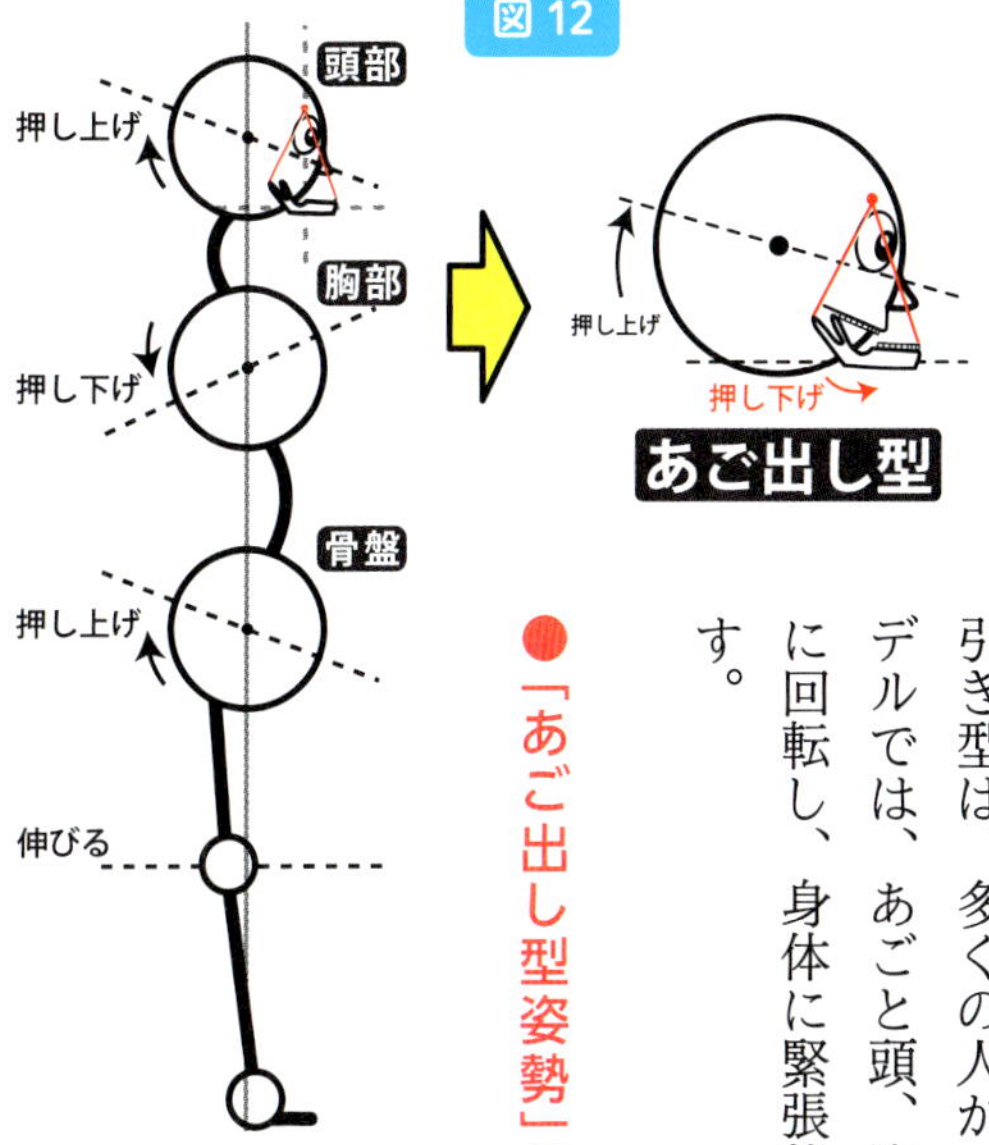

●「あご出し型姿勢」（Ⅶ型）

逆にあごを前に出すような姿勢の場合は、首の前の筋肉が収縮し、首の後ろの筋肉が弛緩します。頭が押し上げ回転、胸部が連動して押し下げ回転、頸椎は後弯し、胸部と骨盤の間にある腰椎が前弯します。骨盤は押し上げ回転となって膝

が伸びます。あごが前に出て胸を張り、尻を上げるポパイのような姿勢です。これを「あご出し型」（Ⅶ型）とします。（図12）

下あごが極端に前に出てしまう場合は〝受け口〟になったり、お尻が飛び出ている〝出っちり〟などと言われることもありますが、この型も隣り合う回転軸が逆向きとなる力の蓄積が少ない良い姿勢です。多くの人は、あご引き型よりもあご出し姿勢が奇麗で正しい姿勢と受け止めるかも知れません。

もちろん人の身体は前後だけではなく、上下左右とあらゆる方向に動きますが、あごの働きをわかりやすく理解するため、まずは前後の動きに焦点をあてて解説を進めます。上に述べたあご引き型もあご出し型も背骨や筋肉にストレスの蓄積しない姿勢ですが、私が述べる「良い姿勢」とは、どちらか一方を指すのではなく、2つの姿勢をゆらゆらと交互に繰り返している状態を言います。

あご出しからあご引きへと極端に行ったり来たりするわけではありませんが、首の後ろ側の筋肉を収縮させて猫背になり、身体が前に倒れそうになると、首の前側の筋肉が収縮して胸を張り、顔を引いて身体を後ろに戻す。そのまま後ろに倒れそうになると、また首の後ろの筋肉が収縮して顔を前に出し、身体を前方に移動させる、それがスムーズに瞬間的に入れ替わる〝ゆらぎ〟の状態です。（31ページ図3参照）

この動きはもちろん司令塔が考えて一つ一つ命令を出しているわけではありません。「お

表 1

タイプ別	あご引き型（I型）	あご出し型（VII型）
あご	引いている（押し上げ回転）	出している（押し下げ回転）
頭部／頸椎	押し下げ回転／前弯	押し上げ回転／後弯
首の筋肉	前側が弛緩／後ろ側が収縮	前側が収縮／後ろ側が弛緩
胸部／腰椎	押し上げ回転／後弯	押し下げ回転／前弯
背中の筋肉	腹側が収縮／背中が弛緩	腹側が弛緩／背中が収縮
骨盤	押し下げ回転	押し上げ回転
膝	屈曲	伸展

っ！ 前に倒れそうだぞ。よし首の前の筋肉を縮めながら顔を後ろに移動させ、身体を後ろに反らすぞ！」なんてことを考えなくても、人の身体は自然に反射機能が働き、姿勢を制御しています。人の身体は『反射』という機能を使って、２つの姿勢を小刻みに繰り返しながら、頭が首から落ちないようバランスをとり続けています。

ゆらゆらと揺れる良い姿勢に対して「悪い姿勢」というのは尾崎モデルのあご・頭・胸部・腰のどこかで、隣り合う回転軸が同じ向きになってしまうパターンです。隣り合う回転軸が同じ方向のまま力が加わり続けると、その回転軸の間にある頸椎や腰椎、あるいは頭部と下あごが関連する顎関節に歪みが生じ、固定していきます。

尾崎モデルで、頭と腰を同時につかんで逆向きに回転させるとどうなるでしょう？ 実際に製作した模型では、頸椎と腰椎に弾力性のあるプラス

図13

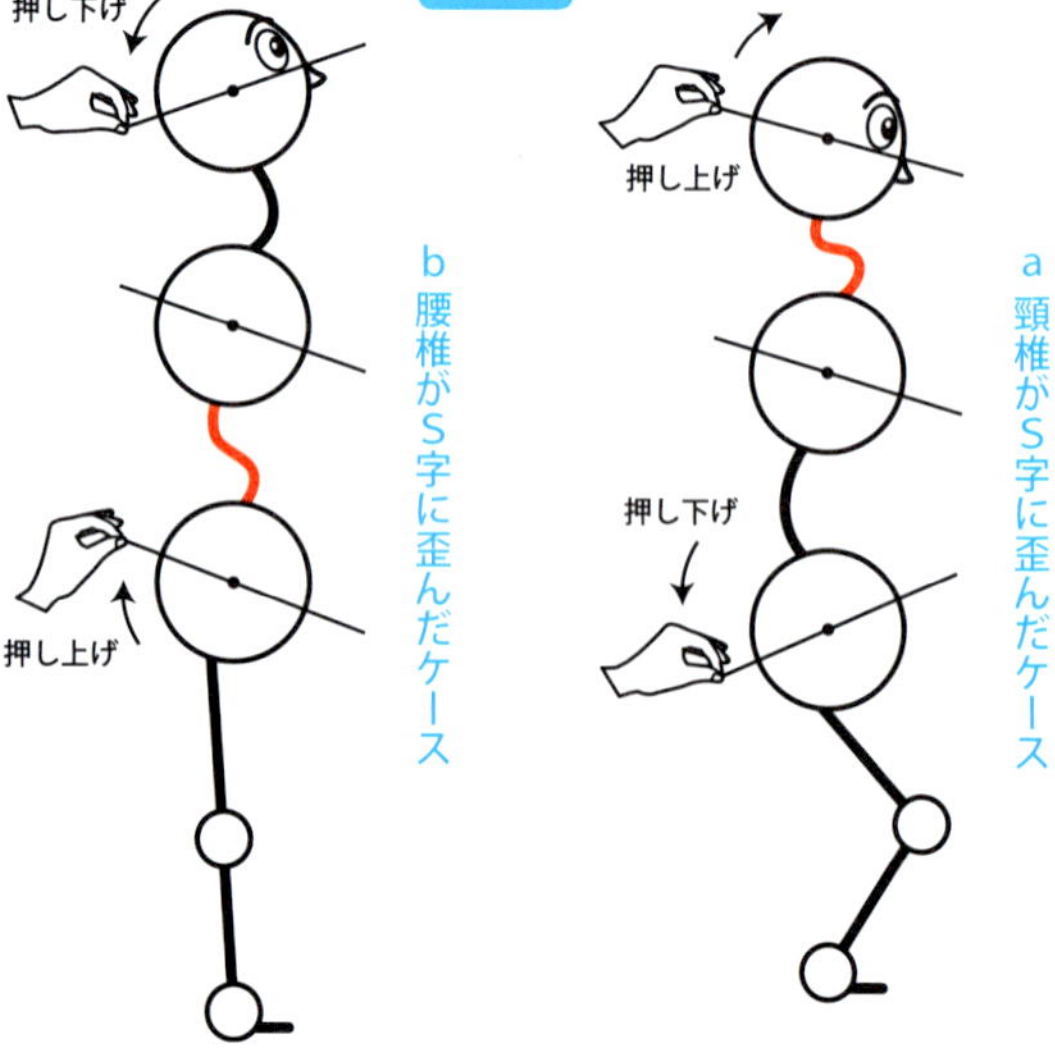

チック素材を使用しましたが、逆向きに回転させるには強い力を入れなければなりませんでした。無理に力を入れていくと頭部から骨盤の間のどこかの隣り合う回転軸が同じ向きになります。そして同じ向きとなった回転軸の間にある頸椎か腰椎のどちらかがS字に歪みます。

図13はいくつかある歪みのパターンの一例です。

a：頭部を押し上げにし、骨盤を押し下げました。すると胸部は押し上げで骨盤とは逆向きのストレスのない回転となっていますが、頭部と同じ向きになり、間にある頸椎がS字に弯曲してしまっています。

b：頭部を押し下げにし、骨盤を押し上げ回転させました。このケースでは胸部が押し上げとなって頭の回転とは連動していますが、骨盤とは同じ向きの回転となり、間にある腰椎がS字に弯曲してしまいました。

bの腰椎のねじれを解消するために胸部を押し下げ回転にすると、今度は頭と胸部が同じ押し下げ回転となって、間にある頸椎が歪むことになります。隣り合う回転軸が同じ向きになった個所で、間を結ぶ骨や筋肉にエネルギーが加わり歪みが発生します。

6　7つの姿勢分類と噛み締め型

図13a、bなどのパターンの中で、頭部と下あごが同じ押し上げ回転になってしまうのが、〝万病のもと〟とも言われる「噛み締め」のパターンです。（図8-8）

ここからは40ページの図8-4や7がどのようにして噛み締め型の図8-8に崩れていくのか、歯科界最大の謎に迫ります。図8の2〜7までは首から上の位置の変化ですが、さらに下半身から上方に伝わる歪みが加わっていきます。まずは全身の力の伝わり方を把握するため、姿勢を7つに分類して考えます。

●尾崎モデルによる7つの姿勢分類

これまで診てきた患者さんのカルテと尾崎モデルを照合して、どのように姿勢が崩れるのか　7つのタイプに分類しました。（図14）

図8-8

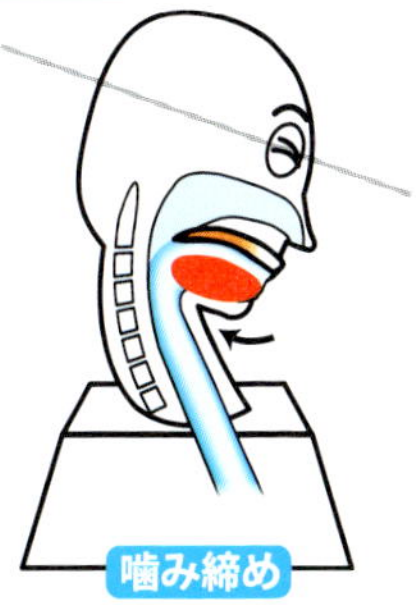

図 14

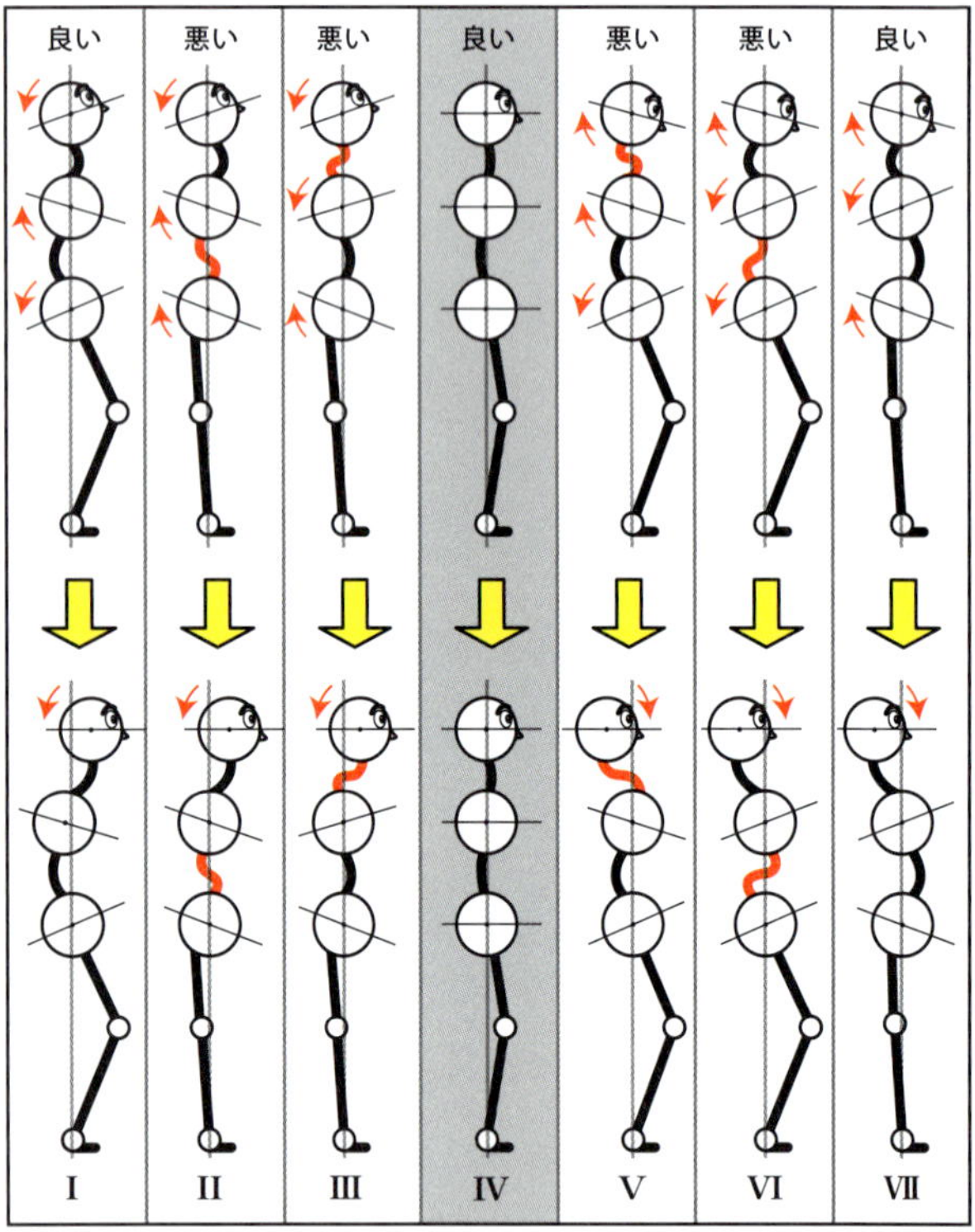

上の段はモデルから導かれる理論上の型です。隣り合う回転軸が逆向きであるI（あご引き型）、VII（あご出し型）、すべての回転軸が平衡状態を維持しているIV型は歪みのない安定した姿勢です。良い姿勢とは「I⇕IV⇕VII」をゆらゆらと行ったり来たりしている状態です。

II、III、V、VI型は、隣接する回転軸が同じ方向に回転し、身体のさまざまな部位に歪みが発生する悪い姿勢を表します。

さて実際には、上段にあ

るような頭が上を向いたままの人や、下を向いたままの人はほとんどいません。頭は常に平衡を保とうとします。身体に大きな歪みや、他に身体上の問題がない限り、上の段のⅠ～Ⅲ型の人は、下段の頭を身体の中心軸より前に出して頭の平衡を保つ姿勢になります。上段のⅤ～Ⅶ型の人は、下段の頭を身体の中心軸より後ろに引いて頭の平衡を保つ姿勢になります。今後は7つのモデルの下段の型をベースに考えていきます。

図14を文字で表記すると次ページの表2になります。

ここまで、下あごが小さくなって呼吸困難が起こり、気道を確保するため頭の位置が体の重心からずれていく流れを説明してきましたが、現代人の姿勢が崩れるもう一つの大きな要因は、足腰の筋力の衰えです。世の中が便利になり、都市化・近代化した今の私たちの社会は、少し前の世代よりも足腰の筋肉を使わずに快適に過ごすことができるようになりました。そのため身体全体の衝撃やバランスの崩れをバネのように吸収し、身体を支えてきた太ももやふくらはぎなど下半身の筋肉が弱くなり、筋肉で吸収しきれなかった衝撃や力が、骨盤や腰椎に大きな負荷を与えるようになっています。周囲の環境の変化を受け止め、バランスをとって姿勢を維持すること、全身に血液を送るのは筋肉の役割です。その筋肉の働きが弱くなっています。

頭の位置の変化が身体の下方に伝わり、下半身で生まれた筋力の変化が身体の上方に伝わって、身体のどこかで衝突し、そのぶつかった個所で、自己診断で設問に示したようなさまざま

表　2

	良い姿勢	悪い姿勢		良い姿勢	悪い姿勢		良い姿勢
型	Ⅰ(あご引き)	Ⅱ	Ⅲ	Ⅳ	Ⅴ	Ⅵ	Ⅶ(あご出し)
下あご	押し上げ	押し上げ	押し上げ	平衡	押し下げ	押し下げ	押し下げ
	あごを引く	引く	引く	適正な位置	出す	出す	あごを出す
頭部	押し下げ	下げ	下げ	平衡	上げ	上げ	押し上げ
頸椎	前弯	前弯	S字	軽前弯	S字	後弯	後弯
首の筋肉	前側が弛緩 後ろ側が収縮	Ⅰに同じ	前後ともに収縮	均等	前後ともに収縮	Ⅶに同じ	前側が緊張 後ろ側が弛緩
胸部	押し上げ	上げ	下げ	平衡	上げ	下げ	押し下げ
腰椎	後弯	S字	前弯	軽前弯	後弯	S字	前弯
背中の筋肉	腹側が収縮 背中が弛緩	前後ともに収縮	Ⅶに同じ	均等	Ⅰに同じ	前後ともに収縮	腹側が弛緩 背中が緊張
腰(骨盤)	押し下げ	上げ	上げ	平衡	下げ	下げ	押し上げ
膝	屈曲	伸展	伸展	軽曲	屈曲	屈曲	伸展
痛み	なし	腰椎	頸椎	なし	頸椎	腰椎	なし

な痛みやコリなどが生じます。骨盤で衝突すると腰痛に、胸部や首で衝突すると肩や首のコリにつながっていきます。そして頭部と下あごの間で衝突すると図8-8（49ページ）噛み締めが起こり、顎関節症などの深刻な症状を引き起こします。図8-8は、図8-4と図8-7（40、41ページ）が一度に起きてしまいミックスしてしまった状態です。頭部を後方に引いているのに、下あごも後方に引いてしまい、見るからに苦しそうな状態です。図8-8のような噛み締めは7つの姿勢分類のうちⅢ型とⅦ型から派生して生まれます。

図15

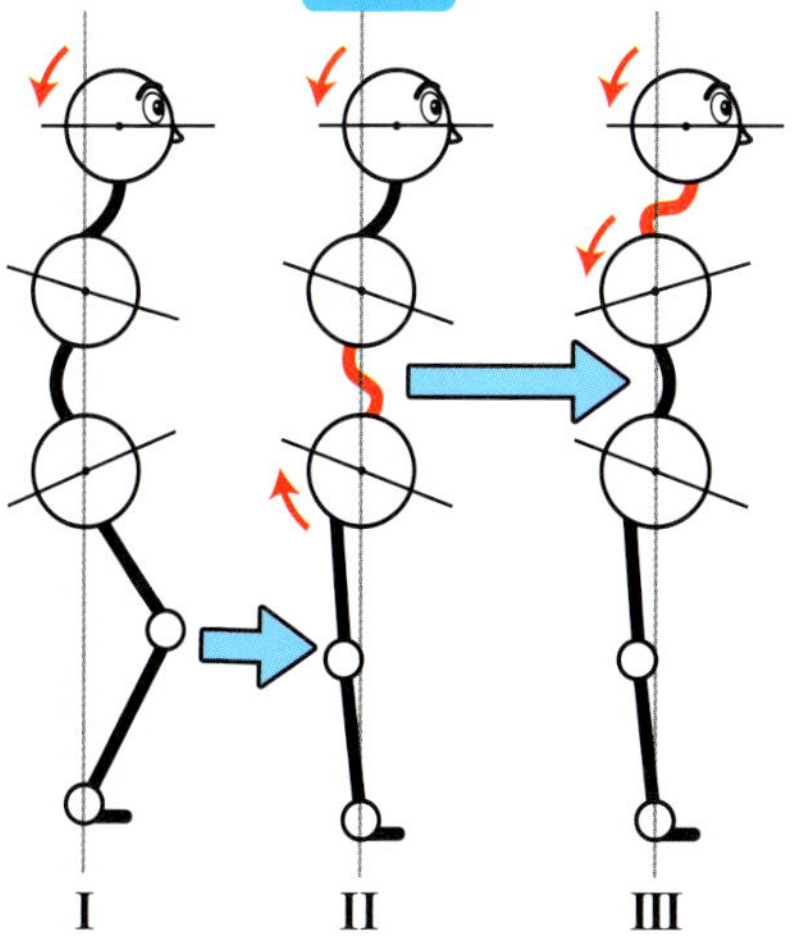

●Ⅲ型から発症する「噛み締め」

図8-4から図8-8に移行する流れです。

（図15）気道を確保しようと喉元を開き、Ⅰ型で安定している人が、足の筋力が弱くなって膝を曲げているのが辛くなったり、あるいは審美的に脚を真っすぐに見せようとして膝を伸ばすと、骨盤は押し上げ回転します。骨盤と胸部の回転の向きが同じになり、腰椎に歪みを生じさせるⅡ型の姿勢になります。骨盤の押し上げ回転により腰椎の下方には前弯の力がかかります。腰椎の上方には胸部の押し上げ回転により後弯の力がかかり、腰椎はS字型に力が加わります。Ⅱ型で姿勢が固定化した人は腰痛など腰周辺のコリや痛みが発症します。

腰椎の痛みや歪みを解消するには、骨盤の回転を元に戻すか、胸部の回転を押し下げ回転にするしかありません。足の筋力が弱く膝が伸びきっている、あるいは意識的にいつも膝を伸ばして膝関節がロック状態にあるときは、骨盤を元に戻すことは困難となり、胸部が押し下げ回転となります。腰椎の歪みは解消されますが、今度は頸椎が歪むⅢ型に移行します。胸部の押し下げ回転により頸椎下方は後弯に、頭部の押し下げ回転により頸椎上方が前弯になり、ストレートネックやS字ネックの状態になります。首や肩にコリや痛みが発症します。

頸椎の歪みを取るには胸部を押し上げ回転に戻すか、頭部を押し上げ回転にするしかありません。しかし太ももやお尻、背中など身体の中でも大きな筋肉から生まれた回転の力は、頭部を回転させる首周辺の筋肉よりも強く、頭部に押し上げ回転を強いる力が優位となります。この時、下半身から上方に伝わる強い力で頭部を押し上げ回転し、頸椎がすべて後弯になれば、頸椎のねじれは解消されます。下あごを押し下げ回転させて前に突き出し、下あごの動きに伴って舌を前方に押し出して気道を確保することさえできれば、隣り合う4つの回転軸はすべて逆向きとなり、歪みの力は解消してⅢ型からⅦ型に移行して安定することができます。しかし下あごと舌を前方に押し出すことができない状況に陥ったときに、噛み締めが起こります。

図16

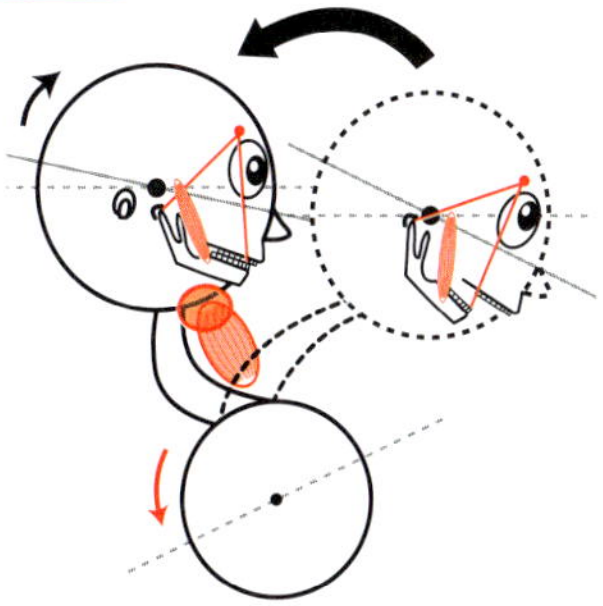

Ⅲ型の人には、頸椎に逆方向の力が同時にかかっています。下半身から上方に伝わる胸部の押し下げ回転は、頸椎を後弯に促し、頭部を押し上げ回転にしようとします。一方、喉元を広げて気道を確保しようとする頭部の押し下げ回転は、頸椎を前弯に促し、胸部を押し下げ回転にしようとします。これらの力が常に同時にかかり続けるので、首やその周辺にコリや痛みが生じる訳ですが、下半身からの強い力で、胸部が強く押し下げ回転すると、頸椎の付け根が身体の後方に移動し、頭全体を身体の後方へ移動させてしまいます。（図16）

Ⅶ型の姿勢に近づきますが、ここで下あごが前方に出ることができない事情が生まれます。

Ⅲ型の人は頭部を身体の前方に置くことでバランスを取り、頭部の平衡を保っています。頭部が後方移動すると身体の重心も後ろに移動し、バランスを失って後ろ側に倒れそうになります。31ページ図3の青いゾーンから赤いゾーンにはみ出して後ろに倒れそうになったとき、頸反射が働いて、首は前に曲がり、腕が曲がり、膝は伸び続けます。（32ページ図4-2）身体が倒れないようにするには顎を前方に移動するしかありません。42ページ図9で説明したように、下あごが押し上げ回転して、頭部を前方に出そうとします。下あごの動きは倒れそうになる状態が解消されるまで続きます。倒れそうになる力が強いほど、倒れまいと踏ん張る下あごの押し上げ回転も強まります。
頭部と下あごがこうした動きをするとき、大きな問題となるのが気道の確保です。もともとⅢ型では頭部を押し下げ回転し、喉元を広げて気道を確保していました。頭部に押し上げ回転、下あごにも押し上げ回転がかかると、それまで確保していた気道がふさがります。このため司令塔は図8-8にあるように、頸椎の後彎をさらに強めて、気道を頸椎側に広げることで確保するよう指令を出します。首の前側の筋肉が強く収縮・緊張するため、顔が胸側に引っ張られて下を向きます。噛み締めが起きている人の外見上の大きな特徴は、咬合平面が下を向いていることです。顔が下を向くと耳石器官が頭部の平衡を保つよう姿勢反射を働かせ、顔を上げようと反応します。
これらの動きをまとめると頭部には、胸部の押し下げ回転が促す頭部の押し上げ回転と、後ろに倒れそうになる時に働く頸反射による頭の押し上げ回転の2つが大きく加わります。そして下あごには、後ろに倒れまいと顔を前に出そうとする押し上げ回転と、顔が下を向くことで耳石器官による姿勢反射が働き、顔を上げようとする（＝頭部を押し下げ回転）、押し上げ回転の2つが大きく加わります。（図17）
頭部と下あごの隣接する2つの回転軸が同じ押し上げ回転となり、尾崎モデルで示してきたように、間にある噛む筋肉

図17
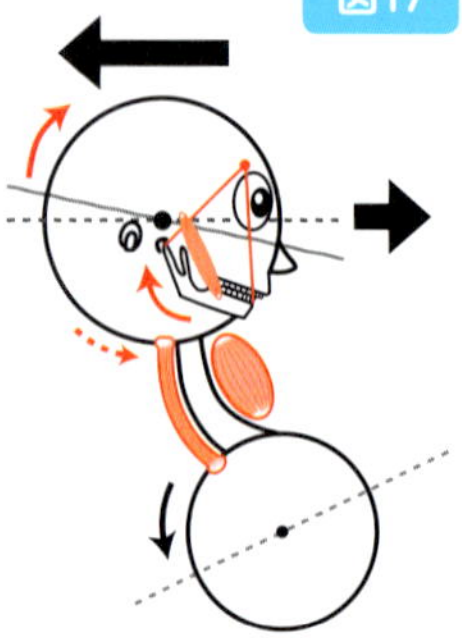

は硬直し続け、下あごと頭部が接する顎関節窩（あごの関節）には、強い力が加わります。奥歯で強く噛み続けることになります。

●Ⅶ型から発症する噛み締め

続いて図8‐7→図8‐8の流れです。途中でⅢ型から発症する流れと同じになるのですが、Ⅶ型から発症する場合は人為的な原因で発生する側面が大きく、症状が重くなる場合があります。Ⅶ型は頭部が押し上げ回転、胸部が押し下げ、骨盤が押し上げ回転です。下あごを前方に出して（＝押し下げ回転）、頸椎を後彎にし、気道を確保しています。（図18）

図18

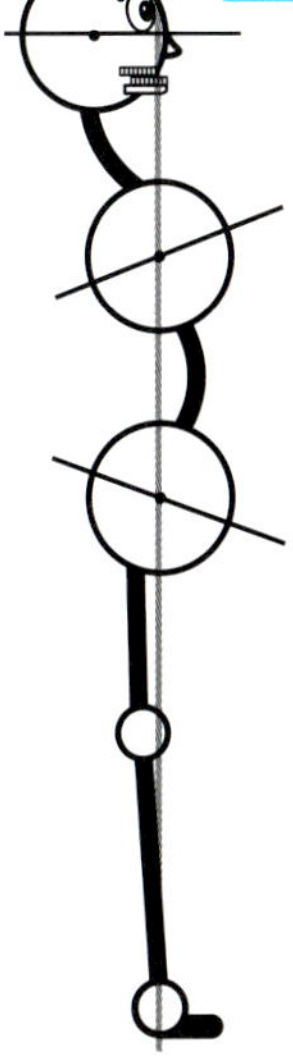

図19

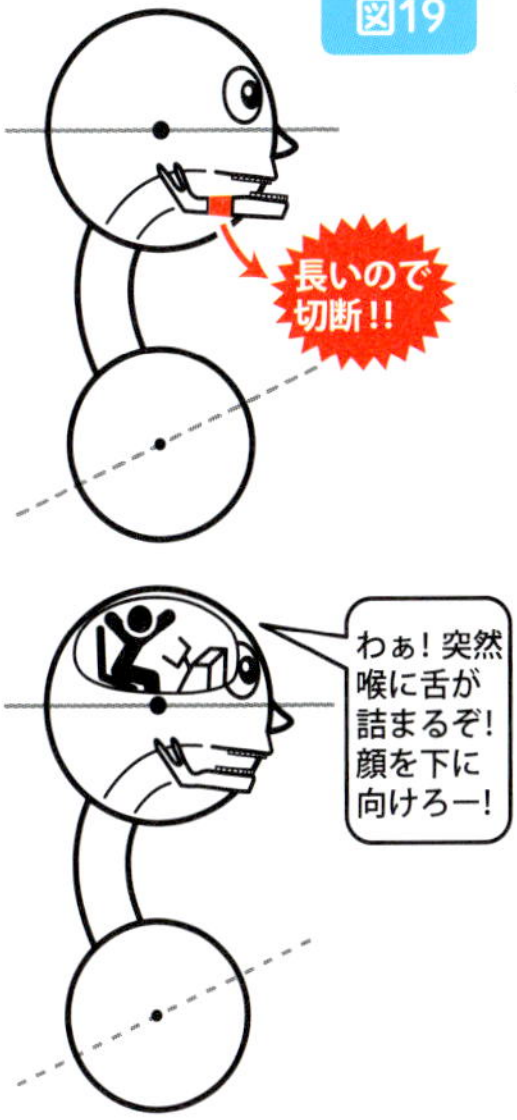
長いので切断!!
わぁ！突然喉に舌が詰まるぞ！顔を下に向けろー！

このⅦ型に、さらに頭部に強い押し上げ回転が加わると、噛み締め型に移行します。例えばⅦ型で安定している人が、受け口が審美的に醜いと思い、意識せずに自分で下あごを後方に押し込むようにしている場合があります。また受け口の症状がひどいと

して、なぜ受け口になっているのか身体のメカニズムを理解しないまま、便宜的に下の歯を抜いたり、下あごの骨を切ってあごの長さを短くする手術が行われることもあります。（図19）

下あごが前に飛び出すことで、後弯した頸椎の喉元を広げ、呼吸をしやすくしていたにも関わらず、施術により舌房空間が狭くなり、舌が気道を塞ぎます。司令塔は気道を確保するため「さらに頸椎の後弯を強めよ！」と指令を出します。この後はⅢ型から発症する噛み締めと似た流れです。顔が下を向くため、頭部の平衡を保つようにと姿勢反射が働きます。気道を確保しながら頭の平衡を保つために、頭部の位置をさらに後方に移動させようとして、身体は後ろに倒れそうになります。この動きに対抗して下あごが押し上げ回転し、噛み締めが発生することになります。

図20

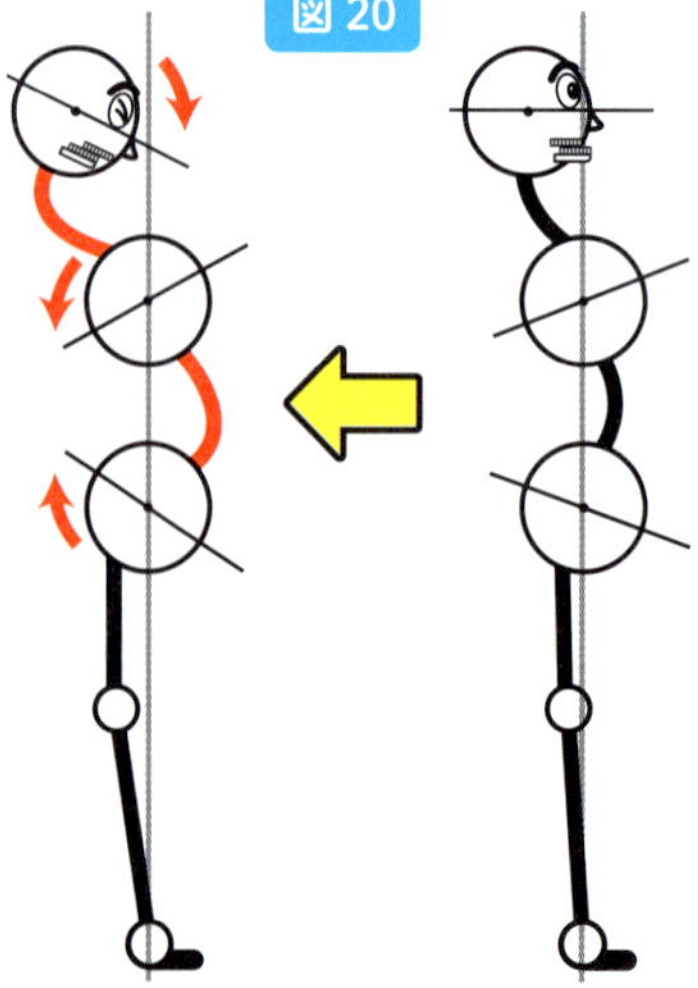

●噛み締め型の姿勢の特徴

噛み締めが起きている人の姿勢はⅦ型の姿勢に近いと言えますが、Ⅶ型は下あごを前に出して、身体の歪みを解消しているのに対して、噛み締め型は下あごを強く引き、頭部と同じ押し上げ回転になります。（図

図21

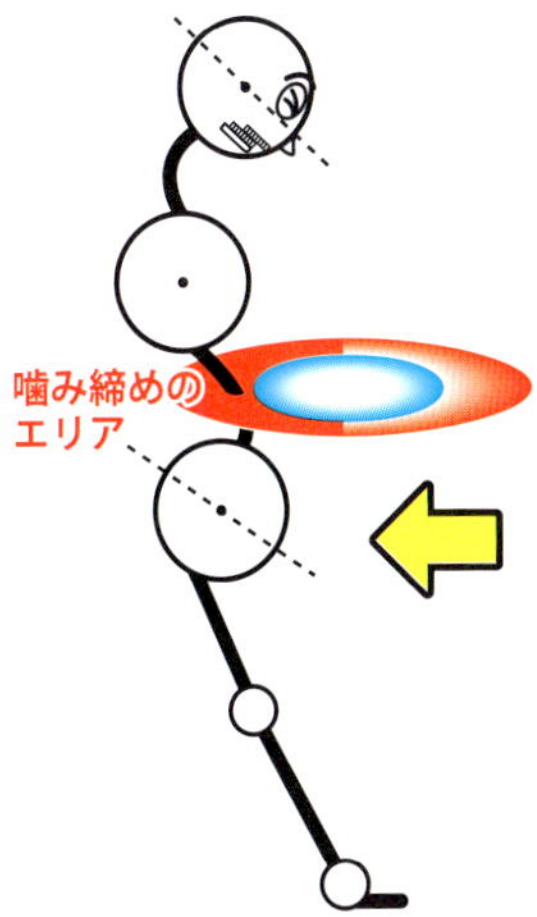

20 上下の歯が接しない安静位空隙を保ち、下あごが自由に動いて身体が揺らいでいる青いゾーンから、赤いゾーンに姿勢がはみ出したとき、頸反射のスイッチが入ります。そして図21の濃い赤色で塗りつぶした「後ろに倒れそうになる場所」で姿勢が固定化した時、後ろに倒れるまいと下あごが押し上げ回転を強めて奥歯で食いしばり、安静位空隙は失われます。図21はイメージ図ですので少し極端に書きましたが、Ⅲ型とⅦ型から派生した噛み締め型のほとんどが、この赤いゾーンで固定化します。気が付くと上下の歯が接触し、噛み締めている人は、力を抜くと身体が倒れそうになるのを、噛むことで耐えている状態だと理解してください。それ以外の、身体の前方にある薄い赤のゾーンで姿勢が固定した場合は、頸椎や腰椎に激しい歪みをもたらしますが、噛み締めは起きません。

　これが、歯科界がこれまでなぜ起こるのか謎としてきた「噛み締め」のメカニズムです。姿勢を分類し、姿勢を維持するために身体全体に加わる力と、反射や気道確保のために下あごにどのような力がかかるのかを理解しなければ、噛み締めが発症する原因も、治療法もわかりません。そして噛む筋肉と首の筋肉は連動しています。噛み締める力が強いほど、首に強い力が伝わり、強い頸反射を誘引します。なぜ噛み締めが起きるのか、このメカニズムが理解できれば、次章で説明するように、頭痛や、首や肩、腰などに起きるさまざまな不具合が、噛み締めとどのように関連しているのかも把握できるようになります。

噛み締めが起きる姿勢を表1に書き加えると次ページの表3の通りです。

図22

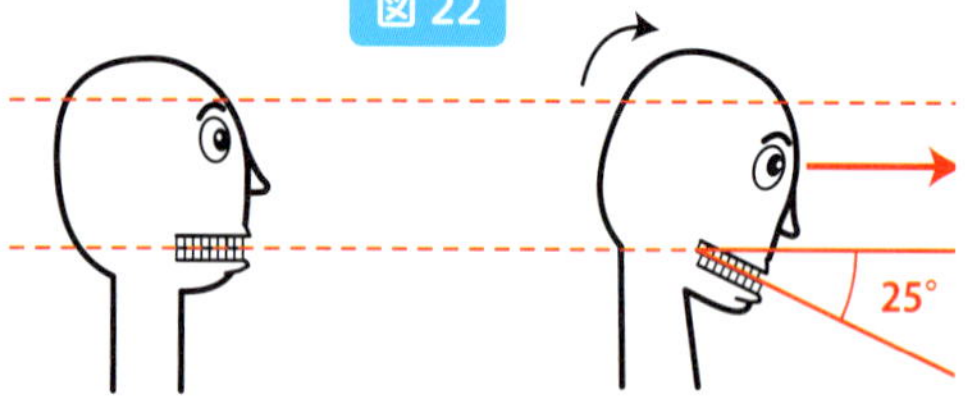

正常な平衡状態

噛み締めによる押し上げ回転

図22はご自身で咬合平面の傾きを知る方法です。厳密にはレントゲン写真から測定しますが、割り箸を使ってだいたいの傾向を知ることができます。割り箸を2本用意し、一本の先を右の奥歯で噛みます。そのままもう一本を口の左側に入れて、先を左奥歯で噛み（順番はどちらからでも構いません）口を閉じます。口から割り箸2本が飛び出している状態ですが、この割り箸を咬合平面の延長と想定します。立った状態で正面を向き、頭が垂直になったと思うところで静止します。コツは遠く、水平のかなたを見るようなイメージで正面を見ることです。その様子を家族か友人に横から写真に撮影してもらい、水平面と割り箸の角度を測ります。

表　3

タイプ別	あご引き型（Ⅰ型）	あご出し型（Ⅶ型）	Ⅲ・Ⅶから派生した噛み締め型
あご／噛む筋肉	引いている（押し上げ回転）／弛緩	出している（押し下げ回転）／弛緩	強く引いている（押し上げ回転）／緊張・収縮
頭部／頸椎	押し下げ回転／前弯	押し上げ回転／後弯	強い押し上げ回転／強い後弯、あるいはS字、ストレートネック
首の筋肉	前側が弛緩／後ろ側が収縮	前側が収縮／後ろ側が弛緩	前後ともに緊張・収縮
胸部／腰椎	押し上げ回転／後弯	押し下げ回転／前弯	押し下げ回転／前弯
背中の筋肉	腹側が収縮／背中が弛緩	腹側が弛緩／背中が収縮	腹側が弛緩／背中が収縮
骨盤	押し下げ回転	押し上げ回転	押し上げ回転
膝	屈曲	伸展	強い伸展（反張膝になる場合も）

頭が平衡を保っている時は、水平面と割り箸がほぼ一致し、咬合平面が水平の状態だと言えます。また割り箸（＝咬合平面）が上を向く人は、実際にはほとんど見られませんが、このような人に噛み締めはありません。自分は正面を向いて水平方向を見ているつもりなのに、噛んだ割り箸が下を向く人は、顔がいつも下を向いている証です。水平面との角度が10度から15度を超えるような人は、慢性的な噛み締めと顎関節に異常をきたしていることが考えられます。20度の人は重症、私の患者さんでは最高で25度という若い患者さんがいましたが、全身に不定愁訴がおよび、治療には1年以上が必要でした。

噛み締めは、冒頭のチェックシートにあったようなさまざまな不定愁訴と深く関連しています。噛み締めを治療するためには、頭部の平衡を回復して反射が作用し続ける状態を解消しなければなりません。私の治療では、下あごを前方に誘導するスプリントを用いて噛み合わせに高さを与え、舌が喉に落ち込んで気道を圧迫しないよう改善していきます。

●その他の歪みの姿勢（〝噛み締め〟はない姿勢）

（1） Ⅶ型で安定している人が、あごを短くする手術などを受けて気道が塞がった時、前述のように首の後弯を強めるのではなく、司令塔が「顔を前に出して気道を確保せよ！」と命令するパターンもあります。

胴体はⅦ型で頭だけが異常に前に突き出す姿勢でⅢ型に近い姿勢です。背筋は比較的ピンと

図23

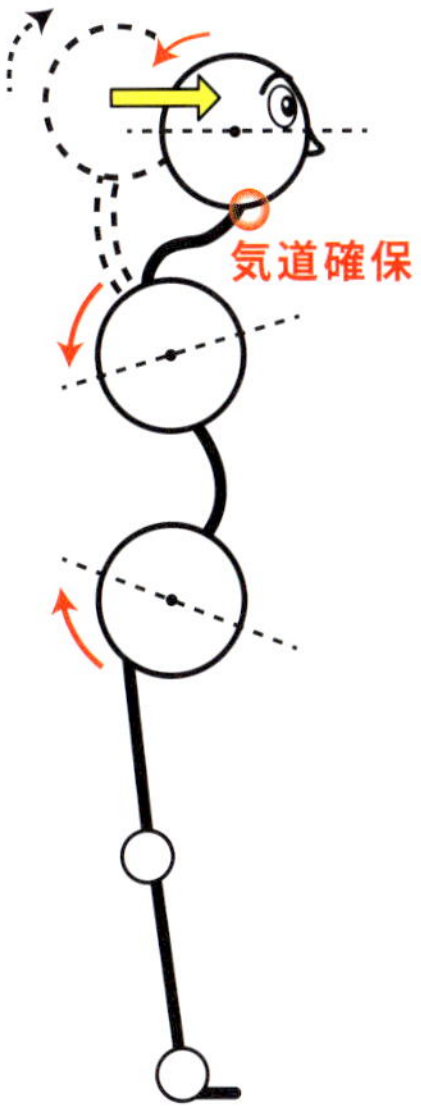

して胸を張っているのに首が手前に折れて顔だけが前に突き出ているような姿勢です。頭部と胸部がともに強い押し下げ回転となり、間にある頸椎が激しく歪んでいます。（図23）

この姿勢は、59ページ図21で見ると、赤いゾーンの前方に身体がくるイメージです。Ⅶ型は、頭が身体の中心軸より後方にある状態でバランスがとれていますが、頭が前方に移動するため、バランスが崩れて前に倒れそうになります。前に倒れそうなときに働く頸反射は腕が前に伸び、膝が曲がって、頭部と骨盤には押し下げ回転が加わります。（32ページ図4-1参照）

頭部は前方移動した際に押し下げ回転、下あごには押し上げ回転が働いていますが、頭部に頸反射の押し下げ回転が加わっても、頭部と下あごの隣接する回転軸は逆向きのままであることから噛み締めは発生しません。しかし骨盤には、もともとⅦ型の押し上げ回転が働いていたところに、頸反射の押し下げ回転が加わることになり、同じ箇所に同時に逆向きの力が働いて、歪みと圧迫が蓄積します。Ⅶ型から顔を前に突き出すこの姿勢は、頭部と下あごの間には顎関節症に代表される不具合は発生しませんが、頸椎と腰椎の双方、つまり背骨全体に激しい歪みを生じさせます。

私がこれまで診てきた患者さんの中で、噛み締めがあってもなくても、Ⅶ型から姿勢が崩れた患者さんが最も症状が重く、身体中の筋肉が緊張して全身に不定愁訴をかかえる重篤なケースが見られました。一度、下あごを切ってしまったり、歯を抜いてしまっては、もう元には戻せません。無くなったものを付け足す治療は容易にはできないのです。患者さんそれぞれの下あごの状態を理解せず、見た目の美しさだけで不用意に歯を抜いたり、下あごを短くするといった施術は、決して行うべきではありません。

（2）このほかに歪みが発生する姿勢としてV、Ⅵ型があります。（図24）膝も腰も曲がってしまったお年寄りが、「もっと身体を起こして、胸を張ったほうが良い姿勢に見えますよ」などと指導され、無理に上半身を反らそうとしたときに出現する姿勢です。何度も触れていますがI型で安定している人は、無理に身体を起こす必要はありません。この姿勢を辛く感じた時は、楽な姿勢に戻して構いません。

　また治療の過程で一時的にV型、Ⅵ型の姿勢になることもありますが、こ

図24

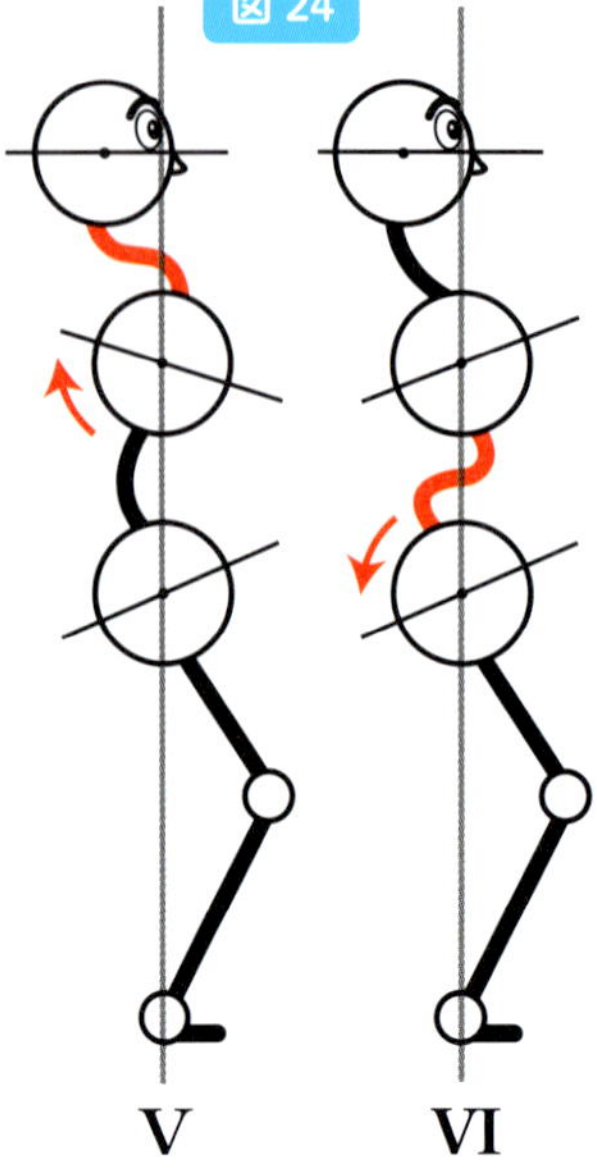

の型で姿勢が固定化した患者さんは稀です。仮にこの姿勢が楽に感じる人は、膝を曲げた状態をキープできる筋力があり、多少の歪みは足腰の筋肉で吸収できるため、噛み締めがなければとくに治療は必要ありません。

(3) Ⅱ型の人が腰椎に蓄積した圧迫と歪みを他に逃がすときに、Ⅲ型に移行する人と、骨盤を前方に移動させる人の2パターンがあります。（図25）腹部を前に出し、猫背になりますが、骨盤を前方に移動して腰椎にかかる歪みの力を前方に逃がすため、股関節が外れやすくなります。足は膝が外側に向いて開く、いわゆるガニ股になり、膝関節にも負担が加わりますが、頸椎に歪みは伝わらず噛み締めは起きません。この型はⅡ′型ないし中年型姿勢と私は呼んでいます。男性であればヤクザ映画などで、恰幅のいい親分さんがポケットに手を突っ込んで足を開いて歩く姿勢、女性であれば下腹をドーンと前に突き出し、やはり膝を外側に向けて歩いている姿勢に近いかなと思います。

図25

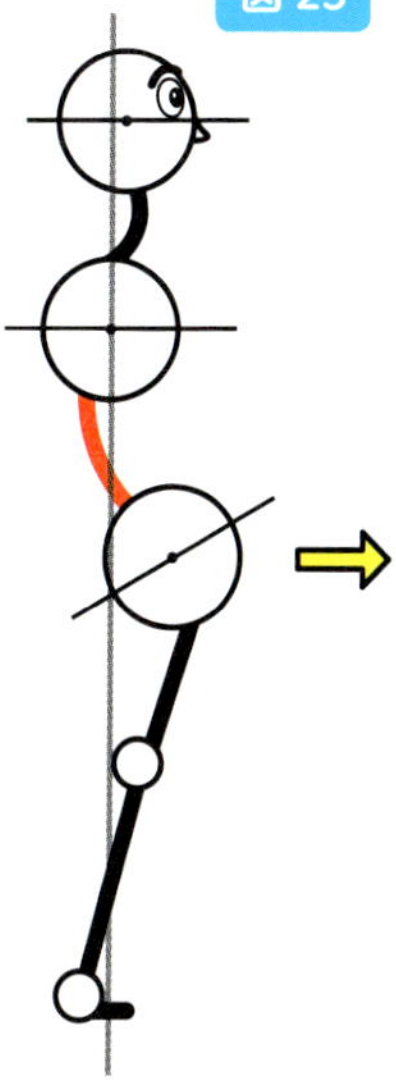

Ⅱ′

Ⅱ′型は、股関節や膝に負担がかかり、股関節が外れたり痛みにつながっていきますので、後述する運動療法をふだんの生活に取り入れ、身体の歪みを取り除いていくほうが良いでしょう。

ちなみに診察室で見る限り、骨盤が押し上げ回転の人は、膝がX脚、O脚に関わらず内側を向き、骨盤が押し下げ回転になっている人は膝が外を向く〝ガニ股〟になる傾向があると思われます。また骨盤の押し上げが異常に強い人は、膝が180度よりもっと曲がってしまう反張膝と言われる症状が出ると考えられます。こうした症状については、今後、整形の専門家の先生らと協力して研究を進めたいと考えています。

7 身体を正面から見た時の姿勢の歪みについて

これまで、歪みや力がどのように全身に伝わっていくのか、下あご、頭部、胸部、骨盤の4つの回転軸で構成する尾崎モデルを使い、身体を側面から見た時の視点で解説してきました。このモデルでは身体の前後の動きについて説明がつきますが、当然、人間の身体は前後左右に、3次元的に動きます。横向きのモデルだけでは、全身の動きを捉えることができませんので、この項では正面から見た身体の歪みについて簡単に説明します。

立ち姿勢を正面から見た時、尾崎モデルのⅠ型〜Ⅶ型のどれであっても、頭部が平衡状態を保ち、ゆらゆらと左右に揺らぎの状態を保つことができている人の姿勢は、左右対照となっています。しかし噛み合せの高さが左右で違う、いつも片寄った作業姿勢でいるなどの理由で、頭部に左右方向の傾きが生じた場合は姿勢反射が働き、頭部を平衡状態に回復させます。（図

図26

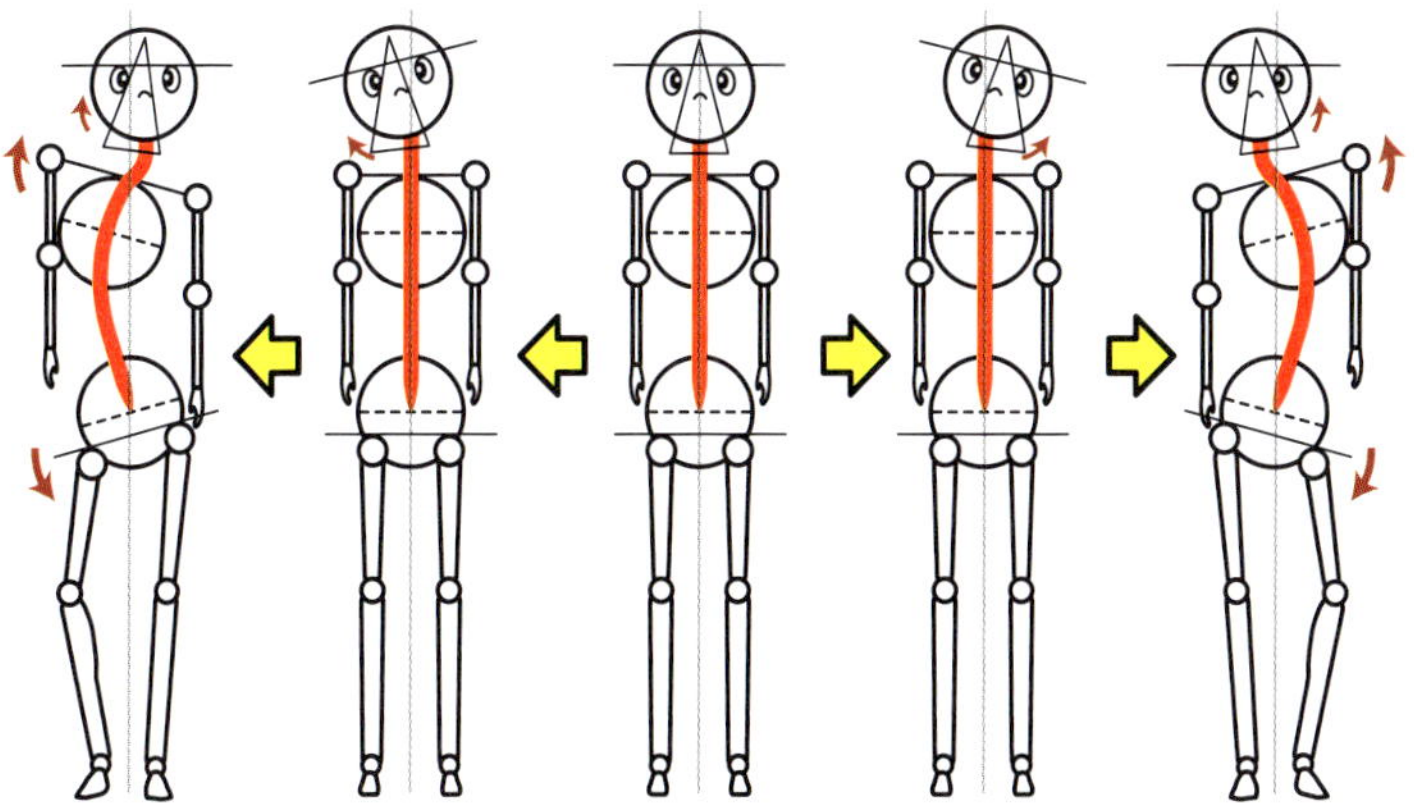

26

横向きの尾崎モデルで示したように、下あご、頭部、胸部、骨盤の4つの回転軸は、隣接する回転軸と反対向きに動くとき、圧迫や歪みは発生せず、連動した回転によって姿勢のバランスを保つと説明しました。これと同じように正面から見た場合も、頭部の左右の傾きに対して隣り合った4つの回転軸が相反する方向に動く回転運動によって姿勢のバランスを保ちます。

頭部が平衡状態を保ち、左右のバランスがとれているCの姿勢から、左側に慢性的な噛み締めが続くと、常に左側の噛む筋肉は硬直し、下あごが左側に引き寄せられます。噛む筋肉と連動する首の左側の筋肉も緊張し、頭が常に左に傾くDの姿勢となり、頭部は平衡状態を保つ事ができなくなります。

頭部が左側に傾き続けるため、姿勢反射が働き、左側に下あごがスイングした状態のまま（＝噛み締め状態のまま）、左肩を上方に引き上げ、右肩を引き下げて、頭部の平衡を保つEの姿勢になります。回転軸の下方に力が伝わり、骨盤は左側が下がり、右側が上がります。

これまで『噛み締め＝下あごの押し上げ回転＋頭部の押し上げ回転』と説明してきました。下あごが左側も右側も同じ程度に押し上げ回転をして、頭部が押し上げ回転するときは、左右の両側に同程度の噛み締めが起きます。このとき正面から見た姿勢は、噛み締めがあったとしても左右のバランスは崩れていません。しかし実際には、ほとんどの患者さんが左側だけ、あるいは右側だけを強く噛みます。これによって左右にも歪みが生じ、身体は前後左右に3次元的に姿勢が歪んでいくのです。

横向きの尾崎モデルで説明した時と同じように、正面から見た身体の歪みも、図26のBやDのように、まず頭が傾いて、その次にAやEのように肩が上がるという順番で起きるわけではありません。わかりやすいように分解して説明していますが、こうした動きは同時に行われます。どのような姿勢になるか実際にご自身の身体で体感してみましょう。

・両足を肩幅くらいに開いて立ちます。二、三度その場で軽くジャンプして着地した時のような、リラックスした姿勢からはじめます。まず左側を強く噛みます。頭は傾けずにそのまま左肩をあげ、右肩を下げます。

・左のつま先を45度くらい外側に向けて左足を外に開きます。

・左ひざを曲げ、右ひざを伸ばします。重心はどちらか一方の足にかけるのではなく、両足均等に重心がかかるように意識します。この時、左の骨盤は下がり、右の骨盤が上がっていることを確認してください。

これが図26のEが示す左側を強く噛み締める人のふだんの立ち姿勢です（左右逆にすると右側を強く噛む人の姿勢になります）。左側を強く噛む人は、右ひざが伸びて衝撃を筋肉で受け止めることができないため、日常の歩いたり、走ったり、飛んだり跳ねたりする衝撃を右側の膝と股関節で受け止めます。私の診察室では左側に噛み締めのある患者さんは、ほとんど右側の腰、膝、股関節に不定愁訴を抱えています。

また片側を強く噛む人には、運動能力にも大きな特徴が現れます。この姿勢のまま前からサッカーボールが転がってきたら、とっさにどちらの足で蹴りますか？

真っすぐ走って、笛の合図でUターンして走る、という運動をしたときに、左噛みの強い人はほとんど左回転、右噛みの人は右回転をします。逆に回転することは苦手です。左噛みの人は、サッカーでは左足を軸足にして右足で蹴ります。逆は骨盤の高さ、左右の膝の状況の違いからうまく蹴れません。球技は右投げ、右打ちになります。ゴルフは右打ちのスイング、野球で左右どちらでも打てるバッターは、偏った噛み締めのない選手です。スキーであれば左回転が得意で、右には曲がりづらいと感じます。

実際に噛み締めのある姿勢を体験してみると、例えば膝と股関節に痛みや圧迫がある場合も、偏った噛み締めをやめ、左右の歪みを逆側に戻せば、痛みが取り除けるのではないかということを、身体で感じることができたのではないでしょうか。

第 2 章

噛み締めが引き起こすさまざまな症状

第1項

噛み締めが引き起こす顎関節症

前章で噛み締めが起きるメカニズムについて述べました。では噛み締めによってどのような症状が現れるのか、この章で解説していきます。噛み締めの弊害は全身におよびますが、口周辺、あごの関節に最も負荷がかかります。とくに患者さんを苦しめているのが顎関節症と頭痛です。

1 顎関節症の実態

歯科医師が病院で治療する項目は大きく3つあります。虫歯、歯周病、そして顎関節症です。虫歯と歯周病は予防法も治療法も確立しています。治療のほとんどが健康保険の対象となり、どのような治療を行っても、ほぼ歯科医師の収入対象となります。ところが顎関節症については、原因の究明も治療法も確立していません。よって顎関節の治療を行っても健康保険の対象となる部分は少なく、収入にはつながりません。これはこの分野の発展が立ち遅れている一因です。

あごの関節が痛い、口が開かない、口を開けたり閉じたりすると「カックン」または「ポン」と音がする、「ガリガリ」、「ザラザラ」という音がする、「あご」や「舌」を動かしづらい、口が開けにくい、あごにひっかかり感がある、これらの症状を顎関節症と言います。このようにあごの関節を中心に発現する一連の症状は主に「噛み締め」状態が長期間、絶え間なく続く事が原因で引き起こされます。

歯科界では噛み締めの原因が解明されていませんので、噛み締めによって引き起こされる顎関節症も原因不明となっています。私も噛み締めの原因について私なりにその仕組みを突き止めるまでは、患者さんのさまざまな症状について説明できずにいました。

私の診察室を訪れる患者さんのうち、歯周病や虫歯で歯を失い、噛み合わせが良くない状態であっても顎関節症を発症しない患者さんは多くいました。逆に歯を失う事もなく、噛み合わせの支えがしっかりあり、一見、歯並びに歪みが認められない健康的に見える患者さんが、顎関節の痛みを訴え、口が開かなくなる症状を抱えていました。

また、歯医者での顎関節の治療では一向に改善せず、整体、マッサージ、カイロ、針灸などで身体の節々の苦痛（不定愁訴）を軽減してもらったときに口が開きやすくなり、顎関節にあった痛みも治まったという報告をたびたび聞きました。たとえ一時的な改善であっても、なぜ開きにくかった口が全身のマッサージによって開くようになるのか、納得できる説明はいまだ専門誌や文献などでも示されていません。

2 女性が男性の2〜3倍、顎関節症になりやすい理由

そして最も説明がつかないのが、女性が男性よりも2〜3倍も顎関節症の発現率が高いことです。一般に女性は男性よりもあごの発育が小さく口の中が狭いために、舌が喉の気道を圧迫する傾向は男性よりも強く、気道を広げるためにどうしても頭に押し下げ回転を強める傾向があります。しかし、この理由だけで女性が男性より2〜3倍も顎関節症の発現率が高くなるとは考えられません。この問題については、私は男女の身体の使い方の違いに原因があると考えています。

多くの女性は（とくにスカートをはいた時は）、行儀が悪く見えないように太ももを閉じます。さらにハイヒールなど踵の高い靴をはき、足を真っすぐに見せようとします。こうした美意識からイメージした姿勢をとる場合、骨盤は強い押し上げ回転となります。両肩は後方に引いていていかり肩になり、後方重心の姿勢になります。（図27）

膝が伸びきって〝ロック状態〟になると、上下方向に加わる力やショックを、脚を曲げて吸収することができません。足腰の筋肉を使って姿勢を安定させることも困難になります。したがって、身体のバランスをとるときは上半身をかがませたり反らしたり、左右に傾けたりして重心移動を行わなければならなくなり、その支点は骨盤から上、腰の部分になります。腰への

図 27

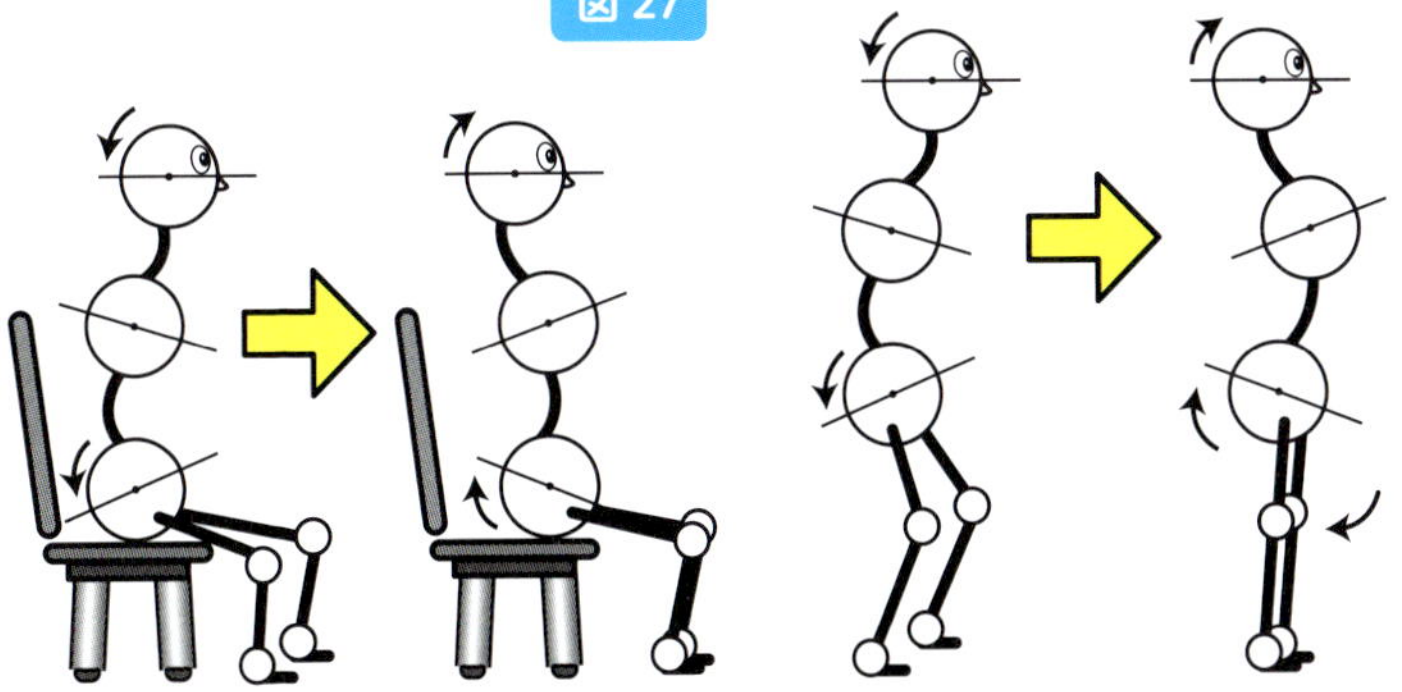

負担が非常に大きくなります。
　口が小さく気道を確保するために頭が押し下げ回転傾向にあるにも関わらず、審美的な意識から脚を伸ばし、胸を張る姿勢をとるため、頭と骨盤の回転はいつも逆向きとなり、腰椎や頸椎に歪みを発生させ、「噛み締め」が起きやすい状態になります（Ⅱ型、Ⅲ型）。結果として女性は男性より顎関節症が、2〜3倍発現してしまうのだと考えます。
　顎関節症とともに発現する頭痛、片頭痛、腰痛も必然的に女性に多くみられるようになります。女性も第1章で述べた正しい姿勢、つまりその場で軽くジャンプをして着地した状態、足を肩幅に開いて膝が軽く曲がりゆらゆらと身体を揺らせる状態、こうした姿勢でいることができれば発現率はずっと減少します。
　ただどうでしょう？　明日からそのような姿勢に変えることができますか？　それは現実的ではありませんね。自宅で改善できる対処法は第3章に詳しく書きますが、もう少し理論編にお付き合いください。

3 なぜ口が開かない？ 目安は40ミリ

噛み締めによってなぜあごの関節に異常をきたすのでしょうか？

通常、にぎり寿司程度の大きさのものであれば、頭部を動かさず、下あごを下げるだけの口の開きで食べることができます。（図28a、b）しかし太巻きなどさらに大きなものを食べる時は、頭部に押し下げ回転を加えて顔を上に向け、上あごと下あごの両方を開いて口に入れます。（図28c、d）口を大きく開ける動きは、首の筋肉と噛む筋肉の伸縮が協調して行われ、頭部（＝上あご）と下あごの二つの回転によって成立します。

・図28a、b（20～25㎜以内）：頭部は平衡性を保ちながら下あごだけが上下に動く運動。

・図28c、d（40㎜以上～）：さらに大きく口を開けるとき→首の後ろ側の筋肉を収縮させて顔を上に向けて、カバのように上あごを上に開き、上あごと下あごの両方を開いて口を開けます。

図28

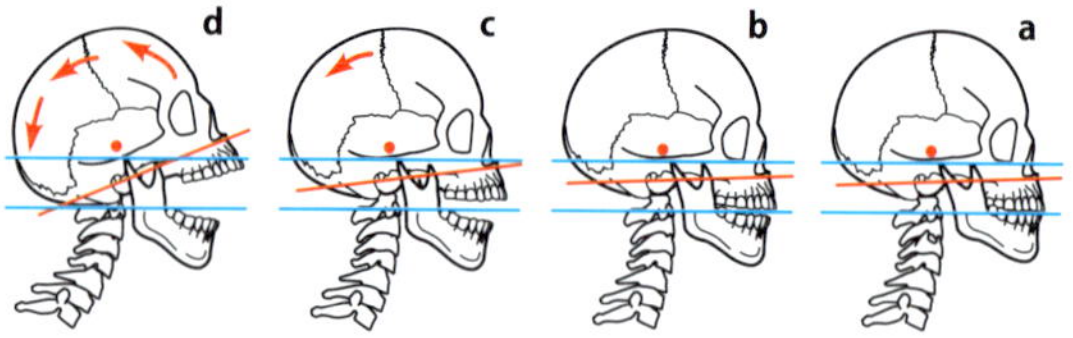

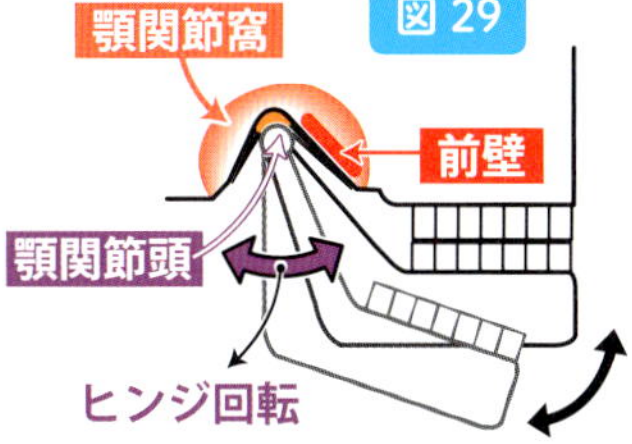

図29

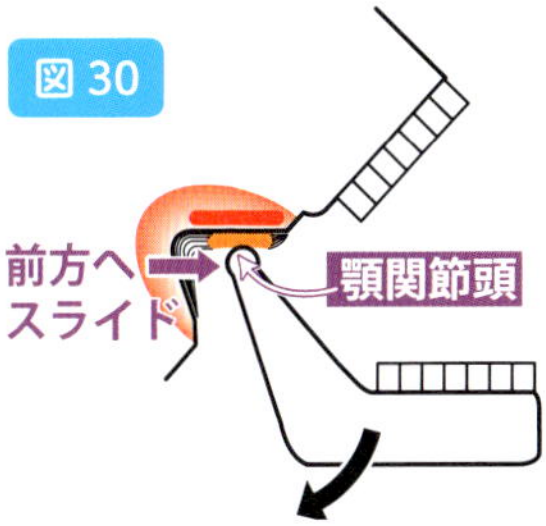

図30

40㎜以上開ける事ができない時は、顎関節になんらかの異常があると考えます。

なぜ口を大きく開ける時、頭の回転が必要なのでしょうか？　口の開け閉めは、小さいボルトから大きなボルトまで一つの道具で回す事ができるプライヤーと同じ原理になっています。プライヤーはボルトをつかむ部分の幅（＝口の大きさ）を、ボルト（＝食べ物）の大きさに合わせて自由に調節できる工具で、これと同じ仕組みが顎関節頭と顎関節窩にあります。食べ物が大きくて口を大きく開けなければならない時は、顎関節頭が顎関節窩から外れて大きく開く、２段階方式になっているのです。

図29は、口を20〜25㎜開くときの様子です。顎関節頭は顎関節窩の深い凹みの中に収まり、ドアの開閉のようなヒンジ回転のみで開閉します。図30はさらに大きく口を開くときの動きです。頭部の押し下げ回転が加わり、顔を上に向けて、顎関節窩前壁を水平に近づけます。これにより顎関節頭が顎関節窩から外れて、顎関節窩前壁を前方に移動できるようになります。上あごと下あごの開きを合わせて40㎜以上、口が開くようになります。

しかし「噛み締め」によって噛む筋肉が強く収縮したまま硬直すると、下あごは関節窩後壁に押し付けられ、顎関節頭が前方に移動できません。また噛む筋肉の収縮と弛緩は首の筋肉と連動しているために、「噛み締め」状態があると首の前側の筋肉も硬直し、顔を上に向ける動きも阻害します。したがって「噛み締め」状態が強くなり噛む筋肉が硬直すると、頭部（上あご）も下あごの動きも阻害され口が開かなくなります。

歯科医師を目指す学生が読む教科書や専門書には、頭部（上あご）の動きを示す説明がありません。これが開口障害などの顎関節症と全身の病態を正しく理解できない多くの歯科医師が生み出される原因の一つと考えています。

4 開口時に起こる関節音（クリック音）

顎関節の役割は下あごの動きをガイドし、顎関節頭の動きを制御するものです。正常なあごの状態は、噛む筋肉に力が入っておらず、上下の歯列には隙間があり、下あごは噛む筋肉にゆらゆらとぶら下がっている状態です。（図31-1）顎関節は噛み締める力を常に受け止められるような強い構造になっていません。噛む力を受けとめ、噛み合わせを支える部位はあくまで上下の歯列です。

顎関節頭と顎関節窩の間には関節円板という骨よりも柔らかい組織があり、骨同士が擦りあ

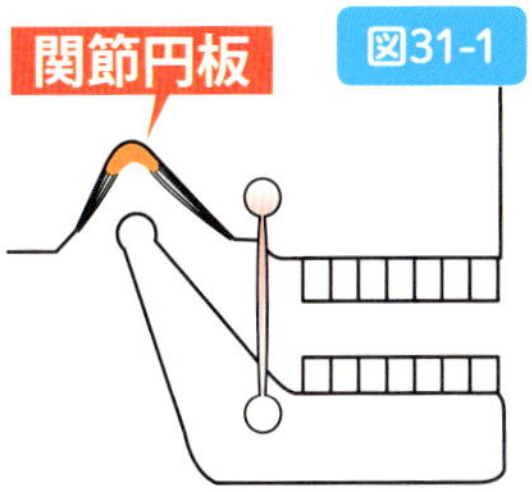

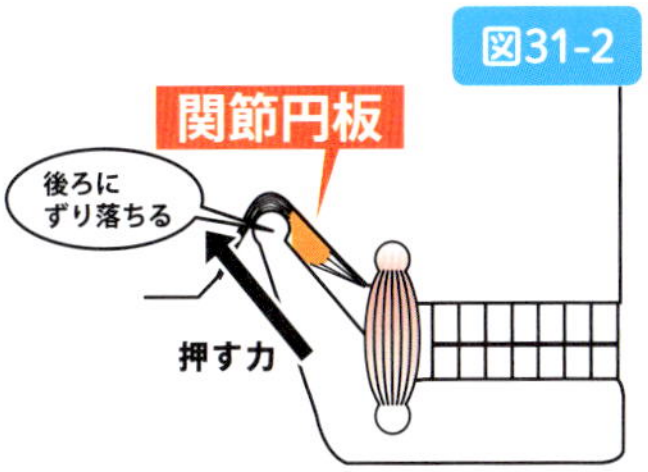

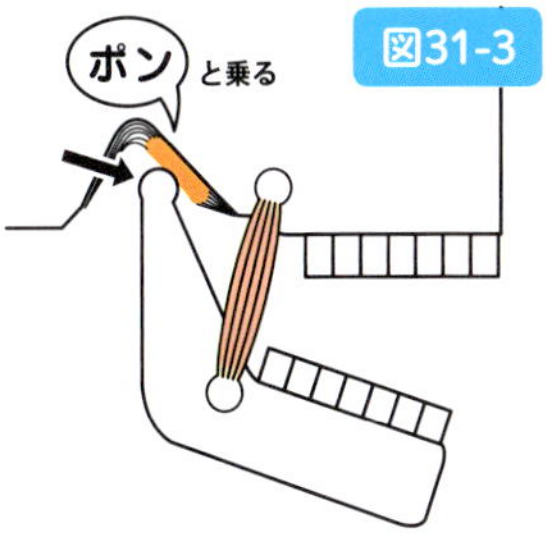

うことを防ぐクッションの役割を果たしています。奥歯の高さが低いなど、上下の歯列で噛む筋肉の力を支えられない人が強く噛み締めると、関節頭が顎関節窩に押し付けられ、関節頭は関節円板から後方に滑り落ちます。この状態でも20～25㎜以内の口の開け閉めの範囲では、関節頭のヒンジ回転だけで済み、クリック音は発生しません。（図31-2）

それよりも大きく口を開けようとしたとき、関節円板の後方に滑り落ちていた関節頭が、前方滑走時に関節円板上にカクンと戻ります。そのときカックン、とかポンという音が鳴ります。これがクリック音です。（図31-3）

クリック音は関節が外れた時の音ではなく、元に戻った時になる音です。片側に強い噛み締めがある人は、クリック音は、噛み締めていない側のあごから聞こえてきます。強い「噛み締め」状態がある側の関節頭は、前方への滑走が困難になっているため、なかなか関節円板の上に戻らないためです。

円板の上に戻らず、口を開けるたびに骨と骨がこすり合うガリガリ、ザラザラなどの音が起きる状態になると、顎関節症は極めて重症です。この状態で大きく口を開けようとすると、後方に滑り落ちた顎関節頭は関節円板にはばまれて前方に滑走ができません。さらに無理に口を開けようとすると、関節円板が前に押し出されて関節円板を固定している靭帯が引きちぎられる危険があります。

口が開かなくなるのは顎関節が錆び付いて動かなくなっているのではありません。時々開口訓練と称して無理な開口運動をさせている歯科医師がいます。とても危険です。口が開かないのは噛む筋肉の硬直状態が原因です。口が開きにくい時は無理に開口しないで下さい。

5 顎関節症のさまざまな症状

●気がつくと噛み締めている

頭の平衡状態が崩れると、頭部の耳石器官が傾きを感じ取り、姿勢反射の働きによって頭の傾きを戻し、平衡状態を回復しようとします。一方、気道確保などの理由で平衡状態に回復できない場合は、いつまでも首が曲がり続け、首にスイッチがある頸反射が働き続けます。顔を上げようとする筋肉と下げようとする筋肉が同時に収縮し、首が短くなる人も少なくありません。首の筋肉に連動して噛む筋肉が緊張し続け、本人が気づかないうちに「噛み締め」が起きます。噛み締めは朝から晩まで、そして何年も何年も続きます。

●顎関節が痛い

低い冠やブリッジ、低い義歯の装着、奥歯を抜いたままの放置などによって、奥歯の高さが低くなると、噛み締めの力は、本来は受け止めるべき奥歯ではなく、下あごの顎関節頭と関節円板で受けることになります。顎関節頭は円板の後方にずれ落ち、噛み締める力は顎関節頭から直接、顎関節窩に伝わり、圧迫し、傷つけ、噛むたびに顎関節が痛みます。

●あごにひっかかり感がある

口を開ける時に感じる〝あごの引っかかり感〟は、顎関節頭が関節円板の後方に滑り落ちている状態で起きます。大きく口を開ける時に顎関節頭は前方に滑走しますが、関節円板が移動を妨げると、〝あごがひっかかるような〟感じを覚えます。左側を強く噛み締め、あごに引っかかり感やクリック音がある人は、右側から口が開き始め、次に左側から口が開く「くの字開口」の症状も多く見られます。

●噛むと歯が痛い

しっかりと噛み合わせる事ができないと訴える人は、上下の歯を接触させながら前後左右に下あごをスライドできません。正しい噛み合わせは、上下の歯列に噛む力が均等に伝わります。しかし片側に噛み締めが起こり、噛み締める圧力が最初に上下の歯が接触する一点に集中すると、接触している歯は加わる力に耐えきれなくなり、痛みを感じます。歯は、噛み締めの圧力を受け続け、この圧力によって歯槽骨と歯の間にある歯根膜を圧迫して炎症を起こし、噛むと痛みを訴えます。この状態を早期接触による咬合痛と言います。歯根膜の炎症は激しい痛みをともない、さらにこの炎症が歯の歯髄神経に波及すると、虫歯によって起こった歯の痛みを超える激しい痛みが生じます。

歯髄の神経を取り除くことによって歯の痛みは軽減しますが、神経を取り除き鎮痛薬を飲んでも歯根膜の痛みが治まらず、次々と歯を抜いてしまったという事例を聞いた事があります。

歯周病などによって、歯を支える歯槽骨が弱くなって歯が揺れると、圧迫する力が分散するために、噛み締めが起きても歯根膜の激しい痛みは起きません。しかし放置すると歯の揺れは次第に大きくなり、噛む力を受け止める事ができなくなります。最終的には歯周病という病名で歯を抜かなければならなくなります。

●歯ぎしりをする（ブラキシズム）

「噛み締め」は下あごの動きがない状態ですが、「歯ぎしり」は「噛み締め」に下あごの動きがプラスされた状態と言えます。「歯ぎしり」は大学や研究機関においても未だに、原因が突き止められていません。身体の歪みが長期間解消されない状態が続くと、睡眠中であっても噛み締めが続きます。私は、身体に起こった筋肉の緊張状態を解放するため、無意識に左右の噛む筋肉を交互に緊張させていると考えています。そのため噛み締めの状態で下あごが左右に移動し、上下の歯を擦り合わせます。

「歯ぎしり」や「噛み締め」が寝ているときに起こると、とんでもない力（通常、60〜80kgの噛み締め力がライオンや虎と同じ200〜250kgに及ぶ人もいます）で歯に衝撃を与えます。ふだん、丹念に虫歯や歯周病の予防を行っていても歯は咬耗によって磨り減って歯の神経が露出します。噛み締めや歯ぎしりを止めない限り異常な咬耗や歯周病の進行を止めることは困難です。

「歯ぎしり」という行為がすべて悪いということではありません。恐怖、寒さ、疲れなど肉体的・精神的なストレスによって全身の筋肉が硬直して限界に達した時、痙攣と同じ生体防御反応として歯ぎしりが起きます。歯ぎしりは蓄積したストレスを発散させ、全身の硬直状態を緩和する行為であるかもしれません。しかし度が過ぎた噛み締めや歯ぎしりによって噛み合わせの支えが崩壊する場合は、治療が必要になります。

これまで噛み締めが起きるメカニズムでみてきたように、噛み締めや歯ぎしりは、全身の筋肉の緊張と密接に関係しています。口元の噛み合わせの治療だけでは改善が望めない場合、運動療法によって身体が硬直しないよう、正しい身体の使い方を身につける必要があります。

ほとんどの人は左側の「噛み締め」

「噛み締め」という言葉から、〝噛む筋肉を左右均等に強く食いしばる〟状態をイメージする人もいるかもしれません。しかし実際には〝どちらか片方の噛む筋肉をより強く噛み締める〟人がほとんどです。そして不思議なことに、診察室で診る患者さんの9割ほどは、左側の噛む筋肉に硬直と「噛み締め」状態があります。

この原因には諸説あり、例えば類人猿の頃から人間の祖先は、左で物を固定して右手で物を加工してきたという右利き説などもありますが、実際、診察室でお会いする患者さんは左利きの人でも「噛み締め」はほとんど左側にあります。

初期のオリンピックのトラックは右回りであったが、脚がもつれて転ぶランナーが続出し、左回りになったと聞いたことがあります。またジャンプして回転するフィギュアスケートの選手も、左回りで回転する人が多いとも聞きました。人は心臓を守るために反射的に左に回転するという人もいます。人間の動きの中にそのような傾向が隠れているようですが、今のところはっきりした理由はわかりません。

身体の回転運動について興味深かった治療例で、左首の痛みを訴えて来院した患者さんのケースがあります。左側に片寄った強い「噛み締め」があったため、下あごの左右の筋肉が自由に均等に働くように噛み合わせの治療を行い、首の痛みは改善しました。患者さんは、毎冬スキーを楽しみにしている人でした。しばらくして来院した時、「今まで、スキーで右回転が困難だったが、噛み合わせの治療後、右回転も何の不安もなくできるようになった」と喜んでいただきました。左の噛み締めによって下あごの位置が左に片寄っていましたが、治療によって下あごが左右ともに自由に動きやすくなった事で、患者さんの意志が正しく身体に伝わるようになったためと考えました。

第2項

噛み締めが引き起こす頭痛

1 子供にも広がる噛み締めからの頭痛

噛み合わせの歪みは必ず首に伝わり、その歪みが首から上に向かう場合は頭痛など頭部を中心とした痛み（不定愁訴）を引き起こし、首から下に向かう場合は、肩、背中、腰などを中心とした痛みを引き起こします。まずは首から上に歪みが伝わった時の症状を見ていきます。

口が開かなくなり、噛むと顎関節に痛みが走る顎関節症の患者さんの中には慢性的な頭痛を訴える人がいます。以前は顎関節症や頭痛を訴える患者さんはほとんど成人でした。しかし私の診察室に歯列矯正治療を希望してくる小学生の患者さんの中に、口が開きにくく、噛むとあごの関節に痛みを訴え、肩こり、首こり、そして、慢性的な頭痛を訴える患者さんが現れるようになりました。今では年齢や性別にかかわらず、頭痛に悩まされる患者さんが増えていると実感しています。

日本では、3人に1人が慢性的な反復性頭痛に苦しんでいると言われ、頭痛を経験した人の中で、寝込んでしまうほどの痛みがあったと答えた人は34％、日本の国民のおよそ10人に１人が、日常生活にかなりの支障をきたしているとの報告があります。病気やケガにより明らかに脳に異常がある場合を除いて、慢性の頭痛は緊張性頭痛、片頭痛の２つが代表的です。片頭痛は人口の約８％、緊張性頭痛は約20〜30％にみられるといわれています。

慢性の頭痛を訴える患者さんが診察を受ける診療科目は歯科、耳鼻咽喉科、眼科、脳外科、神経内科、神経科、整形外科、内科、産婦人科、さらに東洋医学、整体、カイロプラクティックなど多岐にわたり、それぞれの立場から原因究明と改善が行なわれていますが、頭痛の発現メカニズムは解明されていません。多くの治療は主に対症療法的な処置で止まっています。

2 緊張性頭痛（非血管性頭痛）と割り箸対処法

緊張性頭痛は、頭の周りを何かで締めつけられるような鈍い痛みが30分から7日間も続くような頭痛を指します。よく「きついヘルメットをかぶったような」と表現されます。

緊張性頭痛の原因は肉体的、精神的ストレス（長時間のパソコン作業、家庭、職場での人間関係など）によって、主に首、肩の筋肉が硬直して痛みが起き、この痛みと同じ神経支配にある関連痛として、頭に痛みが起きていると説明されています。

関連痛とは実際に刺激を受けている場所ではなく、その場所と神経がつながった別の場所が痛くなる現象です。例えばアイスクリームなど冷たいものを食べたときに、咽頭部の奥にある神経が冷たさを感じているのに、神経がつながっている頭部にキーンと痛みを感じたりします。緊張性頭痛は、痛みのもとは首や肩なのに、頭に痛みを感じているという説明です。

日々の仕事や暮らしの中でストレスがかかると、人は体中の筋肉に力を入れ緊張させます。背中の筋肉は身体の中で最も強い筋肉で、この筋肉が緊張し収縮すると、筋肉の足場となっている骨盤と肩の筋肉を引き寄せます。よってストレスがかかると骨盤を押し上げ回転させてしまいます。

私は日々の診療から、「緊張性頭痛」は、奥歯の噛み合わせの高さが十分ではなく、気道を確保するために頭に押し下げ回転がかかる傾向の強い人が、職場のストレスなどで身体中の筋肉を緊張させた時に、とくに強い筋力を持つ背中の筋肉が収縮して骨盤を押し上げ回転させてしまうことで、引き起こされていると考えています。頭と骨盤が逆向きに回転し、腰椎や頸椎に生じた歪みが発端となって全身に起きる不定愁訴のうちの一つの症状ととらえています。

●「緊張性頭痛」の治療方針

頭部の押し下げ回転と、骨盤の押し上げ回転をそれぞれ緩和する治療を行います。緊張性頭痛で苦しんでいる人はマッサージを兼ねて首の後ろ側の筋肉を触診してみて下さい。痛みを感じる硬直した所があったら、痛みを少し我慢してその部位を押してみてください。頭に響く痛みが起きたときは緊張性頭痛を疑います。

気道が圧迫されている人は、上の前歯が下の前歯に覆い被さり、下あごが後方に引かれているという外見的な特徴があります。仮に首の後ろの左側に痛みを感じた人は、割り箸を2~3本重ねて、右側の小臼歯から奥歯にかけて噛んでみてください。（135ページ図44参照）噛み合わせを高い状態にすると、頭に押し上げ回転が起きて後頭部の筋肉が弛緩します。下あごは前方に押し出され、先ほどまで痛みを感じていた個所を押しても痛くなくなるはずです。実際の噛み合わせの治療も、奥歯を高い状態に改善して頭に押し上げ回転をうながし、下あごを前方の位置に誘導します。このような治療を基に、首の筋肉の緊張を解放させる治療を行います。

一方、骨盤の押し上げ回転に対しては、運動療法によって丹田を鍛え、骨盤の押し下げ回転力を強めます。骨盤から上方に向かう圧迫と歪みを軽減させ、歪みを生む力が身体の下方に向かうよう治療と指導をしていきます（運動療法について後述します。丹田とはおへその5センチ下あたりから身体の中に5センチくらいの位置といわれ、身体の中心、身体のエネルギーが集まる場所と言われています）。このような噛み締めのメカニズムに基づく治療により、私はこれまで多くの方を緊張性頭痛から解放する事ができました。

3 片頭痛（血管性頭痛）と女性の患者数

片頭痛は、片側あるいは両方のこめかみから眼のあたりにかけて、脈を打つように「ズキンズキン」と痛むのが特徴です。ひとたび痛み出したら、4～72時間ほど続きます。片頭痛は女性に多く（男性の約3倍）、比較的若い年齢層（10～40代）によく起こります。

片頭痛は血管性頭痛とも呼ばれ、脳や頭の血管が収縮していた状態から急激に拡張したりする時に、心臓の拍動と同じリズムで頭に痛みが起きます。お風呂に入ってほっと一息ついたときや、週末に毎日のストレスから解放されてリラックスした時などは、強く噛み締めていた噛む筋肉が緩みます。やがて首や肩にコリを感じ、生あくび、空腹など、いわゆる〝片頭痛の予兆〟を感じ始め、その後、片側または両側に脈打つようにズキンズキンという痛みが走ります。吐き気、嘔吐、下痢などを伴う場合もあります。心臓の拍動に合わせて痛みが走るため、心臓の鼓動が強くならないようにと、とにかく静かな暗い部屋で刺激を避けようとします。この症状が強くなると痛みが強くて動けず、寝込んでしまいます。

一般的な片頭痛の原因として、血管を強力に収縮させる神経伝達物質セロトニンの大量放出があげられています。通常、血管内にそれほど多く含まれていないセロトニンが、ストレスやホルモンの変化によって大量に放出され、血管を収縮させます。このストレスから解放され、セロトニンの大量放出が終わると、セロトニンはすぐに尿に分解され消失します。その反動として血管が急激に膨張し、血管を網タイツのように取り巻いている三叉神経が傷つき、心臓の拍動のたびに刺激を受けて、三叉神経を通じて頭痛を引き起こすと言われています。

しかし私はこの説に疑問を感じています。もしも片頭痛がセロトニンの急激な消失によって血管が膨張するために起こるのなら、ストレスから解放されたすべての人に頭痛が起こっても不思議ではありません。しかし実際には、片頭痛を訴える患者さんは人口のわずか８％にすぎません。激しくストレスを受けても片頭痛が起こる人と起きない人がいる事を考えるとセロトニンのみが原因というのには無理があります。

また、片頭痛が血管に取り巻いている神経が血管の膨張に対応できなくなり傷つく痛みであるなら、なぜ全身の血管ではなく、側頭部の「こめかみ」部分に限って起こるのか疑問も残ります。

●〝こめかみ〟周囲に起こる片頭痛の成因

坂井文彦氏の著書『片頭痛へのアプローチ』（先端医学社）に「（片頭痛の）発現は、男性は人口の３・６％、女性は12・９％で、女性の有病率は男性の３・６倍多い。男女それぞれを年代別にみると30代の女性の有病率が最も高く、約20％であった」とあります（１６４ページ参考文献10）。坂井氏が提示した片頭痛有病率のデータ（グラフ１）と、顎関節症のガイドライ

グラフ1　性別・年齢層別　片頭痛有病率

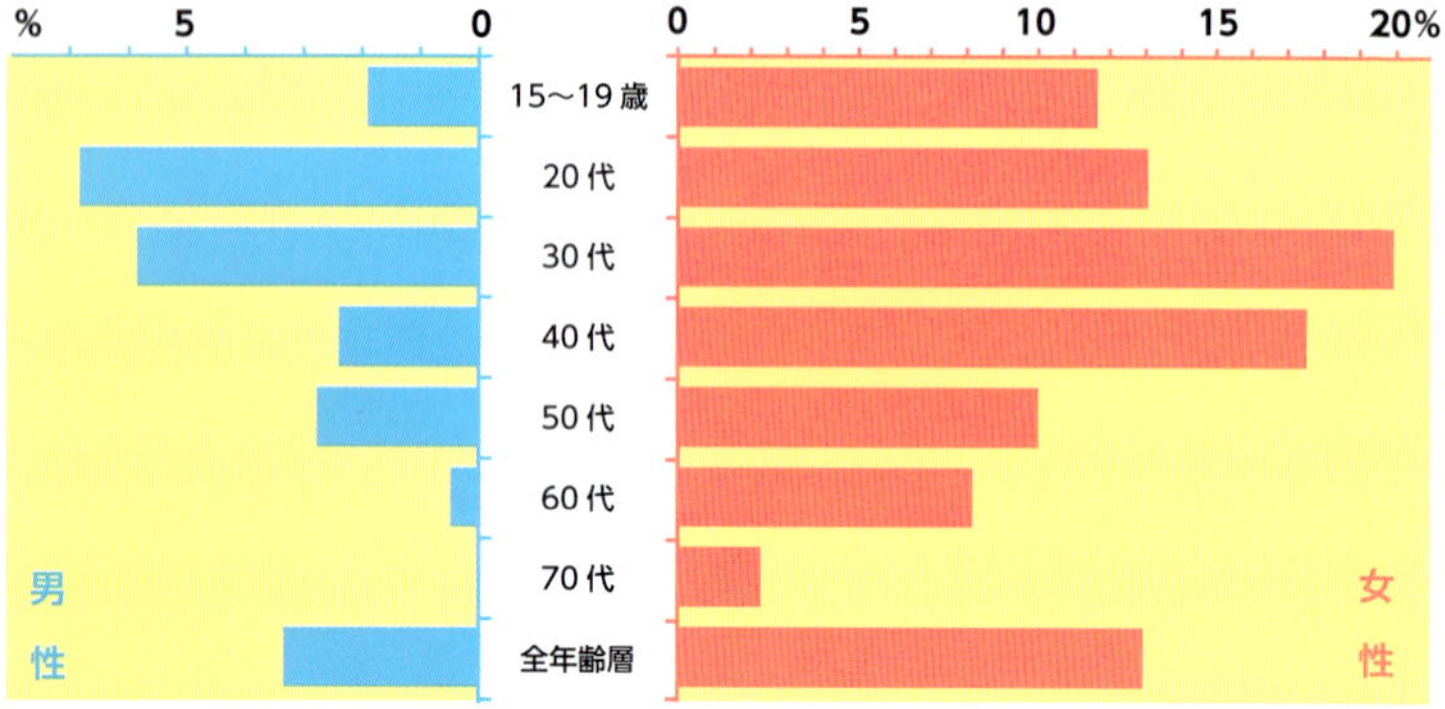

『片頭痛へのアプローチ』(先端医学社) より

グラフ2　顎関節症患者数

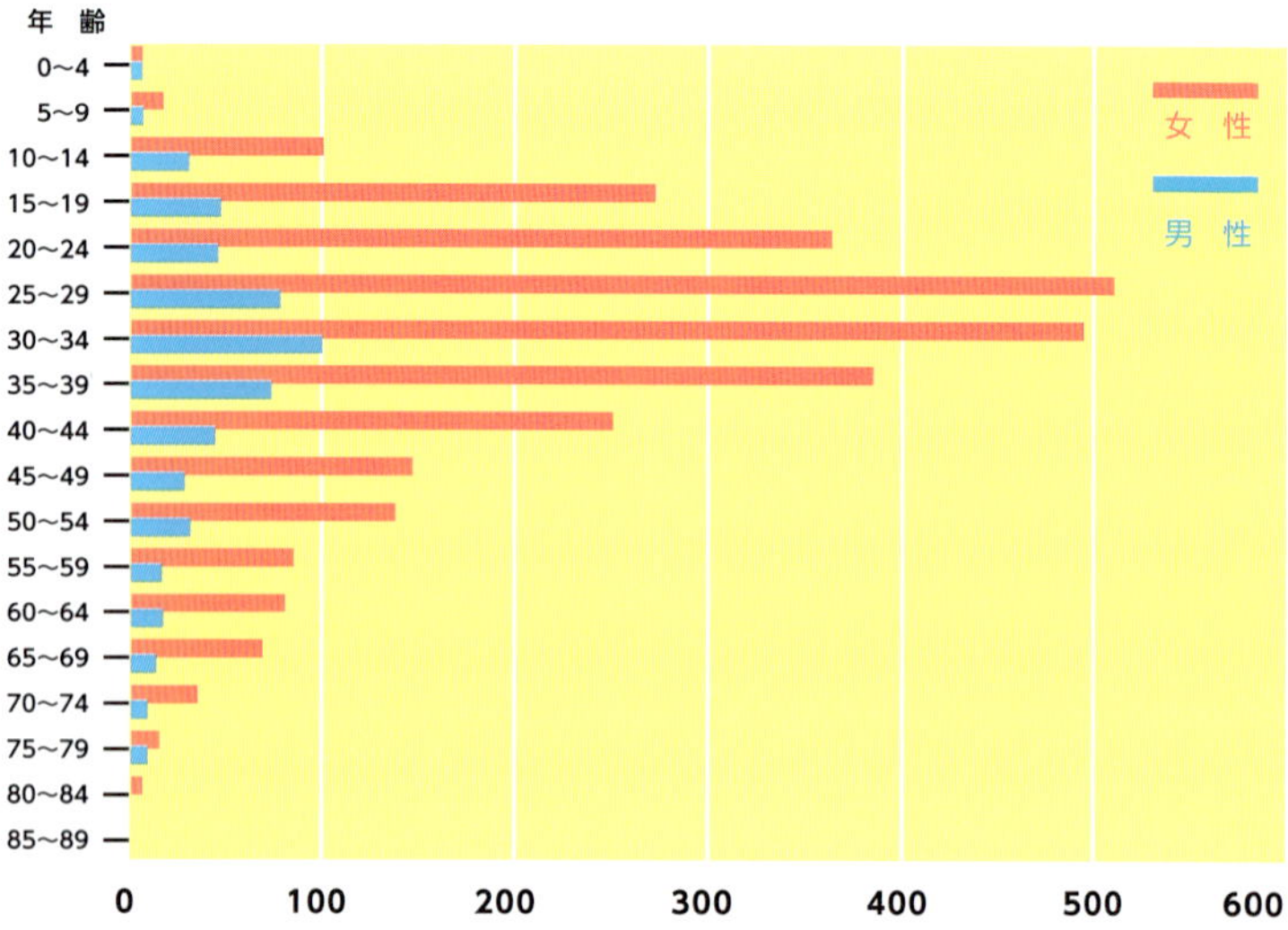

『TMD治療の最新ガイドライン』(クインテッセンス出版) より

ン（165ページ参考文献11）で示されている顎関節症患者数のデータ（グラフ2）は見事に一致しています。顎関節症も片頭痛と同様に女性が男性の3倍多く、そして30代の女性に最も多く発症しています。

先に述べたように人の噛む力は、自分の体重を引き上げるほどの強い力（60～80kg）があると言われ、時にはライオンや虎と同じ250kgの力を発揮するという報告もあります。その力の大きさから、頭蓋骨を足場に下あごを引き上げる噛む筋肉（主に咬筋、側頭筋、翼突筋）（図32参照）が、自らの力で頭蓋骨を変形させたり破壊したりしても不思議ではありません。頭蓋骨に力を緩衝する仕組みがなければ、頭蓋骨に疲労骨折が起きる可能性があります。

頭蓋骨は23個の骨が互いに縫い合わさるように結びついています。23ピースでできた三次元パズルのようなものです。この縫い目の部分で緩衝しあったり形を変化させたりしながら、衝撃を吸収し、脳を守っています。頭蓋骨の中で最も力を緩衝する部位が「こめかみ」で、頭蓋骨側面中央にある鱗状縫合が最も歪みを吸収し緩和します。この鱗状縫合周囲は主に側頭筋の足場になっており、側頭筋による噛み締め力が直接影響をあたえる部位です。噛む筋肉、とくに側頭筋の収縮と弛緩によって鱗状縫合が開いたり閉じたりするために、鱗状縫合周囲は加圧されたり引圧になったりします。

私は片頭痛の原因は、噛み締めと鱗状縫合の働きが密接にかかわっていると考えています。ストレスの多い生活によって強い噛み締め状態が長期間続き、噛む筋肉が収縮して硬直している状態が長く続くと、鱗状縫合は閉じたままの状態が続きます。

ストレスから解放されると、全身の筋肉が弛緩して噛み締めや食いしばりからも解放され、噛み締めによって長期間閉じていた鱗状縫合が開きます。動脈血管は膨張や収縮に余裕をもって対応できますが、血管を網タイツのように取り巻く神経繊維は血管ほど伸縮性がありません。長期間にわたって閉じていた側頭部にある鱗状縫合が突然開き、鱗状縫合に接していた血管の周囲は急激に減圧となって、血管が膨らんだり周囲にひっぱられたりします。そのため血管を取り巻く神経は引きちぎられて傷つき、拍動を伴った激しい頭痛が発現します。

ストレスから開放されたことでセロトニンの消失による血管の膨張と、噛み締めの解消による鱗状縫合の弛緩という、身体の中でただ一ヵ所、2つの膨張要素が重なって三叉神経の損傷が起きるため、こめかみにだけ痛みが出現するというのが私の考えです。この考えについては、今後、脳外科や整形外科、耳鼻科の先生たちとともに検証を進めていきたいと考えています。

まだ私の研究が初期のころ、スプリント装置の装着や、冠を被せる噛み合わせの治療を施して急に「噛み締め」を解放させたときに、患者さんに激しい片頭痛が起きて治療を中断する事が何度もありました。逆に矯正治療の場合は激しい片頭痛を起こすことなくすべての患者さんに治療を継続する事ができました。患者さんの症状や噛み合わせの状況で治療法は違いますが、スプリント装置や、冠を使う治療を施す場合は、そのような一時的な副作用があることをしっかり理解していなければなりません。

緊張性頭痛と片頭痛の2つの頭痛は密接にかかわっていると言えます。緊張性頭痛は、噛み締めが続いて収縮し続けている首の筋肉が痛みを感じ、その神経につながっている頭部にも関連痛として痛みが伝わった頭痛です。そして片頭痛は、その緊張がふっと解けた瞬間に血管自体が膨張し、さらに噛む筋肉も弛緩して足場となっているこめかみの鱗状縫合が開き、周辺の血管を取り巻く神経が傷つけられる痛み、ということがこれまでの研究でわかってきました。

第3項

噛み締めが全身に引き起こすさまざまな不定愁訴

1 眼の症状

片頭痛とともに眼の奥に激しい痛みを感じることがあります。眼窩は頬骨、蝶形骨、上顎骨、前頭骨などの頭骨によって構成されます。それらの骨は下あごの外側にある咬筋と側頭筋、そして下あごの内側にある翼突筋と結びついています。（図32）

翼突筋は眼の裏側にある骨を足場にし、収縮する事によって下あごを前方に押し出す働きがあります。左側に「噛み締め」状態がある時は、左の咬筋と側頭筋が収縮して下あごを左奥に引っ張り、下あごは左側に移動します。

一方、右側の翼突筋も収縮

図 32

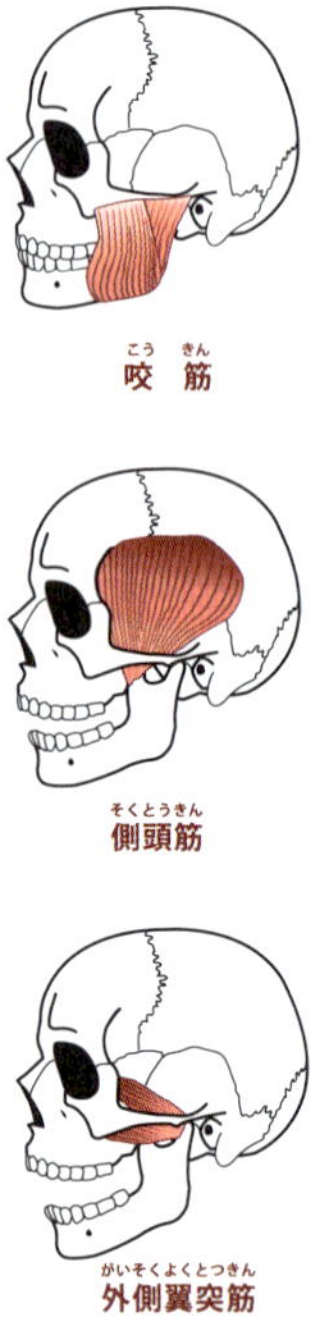

し、足場としている眼の裏側にある骨を歪ませます。そのために左に噛み締めがある人は、右の眼の奥に痛みが起こることが考えられます。

　これらのことから片頭痛とともに起こる眼の奥の痛みは、片頭痛の起きている反対側の眼に起きる可能性が強くなります。そして、左右の噛み締め力の差が大きいほど、眼の奥に痛みが起きる状態になります。

図33-1

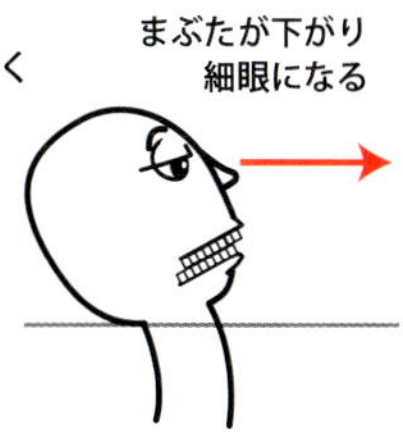

図33-2

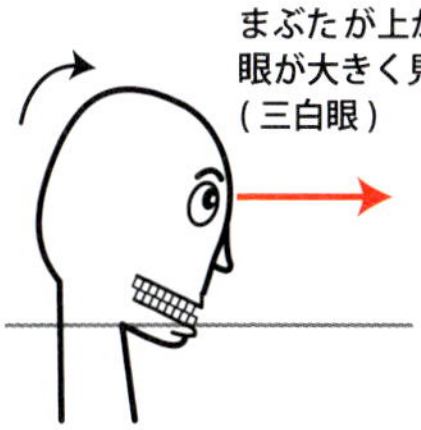

●細い眼、眼が乾く、三白眼、左右の眼の大きさの違い

　女児の玩具で寝かせるとまぶたが閉じ、起こすとまぶたが開く人形があります。人間の眼も同じように眼球は水平状態を保とうとします。そのため顔が上に向くとまぶたは下がり、顔が下を向くと、まぶたが上がります。奥歯の噛み合わせが低い人、または、喉の気道が狭い人は首の後ろ側の筋肉の収縮によって後頭部を押し下げ、顔が上を向くために、まぶたが下がり、細眼になります。（図33-1）

　逆に、奥歯の支えが高くなっている人、または、アレルギー性鼻炎などによって口呼吸がある人は、首の後ろ側の筋肉の弛緩と首の前側の筋肉の収縮によって、後頭部を押し上げます。このような人

は〝まぶた〟が上がり、眼が大きく開き、下方の白眼が大きく（三白眼）、まぶたが閉じづらい状態になります。（図33-2）乾燥した環境ではドライアイになりやすくなります。

左右の眼の大きさに違いがある人は、まぶたが下がり、細眼になっている側の噛む筋肉が収縮し、噛み締め状態が続いています。

「噛み締め」のない反対側は、まぶたが上がるために眼は大きく見えます。片眼だけを大きく見開く〝びっくり眼〟症状も噛み締めが起こっている反対側の眼に現れます。「噛み締め」の状態が左右で違う人は、左右の眼の大きさに違いが生じます。

2 耳の症状

耳痛、耳がつまってむずがゆい、耳に圧迫感がある症状は、奥歯の噛み合わせが低く「噛み締め」が起きている側に起きます。

噛み締めの状態が強いと、顎関節頭が顎関節窩後壁を直接圧迫し、薄い骨で隔てた外耳道を圧迫するため、耳の痛みや、難聴を引き起こします。（図34）

このような症状がある人は耳の穴に小指を入れ、口の開け閉めや噛み締める時に関節頭の動きが外耳道前壁で感じ取れるか確認

図34

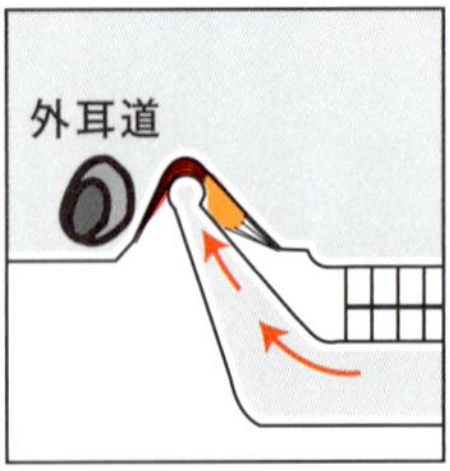

してみてください。関節頭の動きが小指から伝わり、痛みが強く感じる側は、噛み合わせの高さが不足していることに加え、強い「噛み締め」があると考えられます。

応急措置としては硬直した噛む筋肉をマッサージする治療が効果的です。本格的な治療は噛み合わせを支える奥歯の高さを回復させる歯科治療が必要になります。とくに低い音が聞き取りにくい場合も同じように外耳道前壁の関節頭による圧迫状態が原因と考えられます。

耳鳴りに関しては、顎関節治療によって消えた患者さんもいれば、依然続いている患者さんもいます。顎関節症との因果関係ははっきりしません。

3 口、喉の症状―噛み合わせと気道の圧迫

冠、ブリッジ、義歯、インプラント、矯正治療などによって多くの歯科医師が「噛み合わせ」を回復し、顎関節症を治そうと試みていますが、「身体と噛み合わせの役割」をよく理解しないと、治る場合もあれば治らない場合もあり、また、かえって症状を悪化させてしまう場合もあります。（図35）私が特に問題が多いと考えている治療は、あごが小さく育った患者さんの歯並びを矯正する時に、歯が並ぶスペースがないという理由

図35

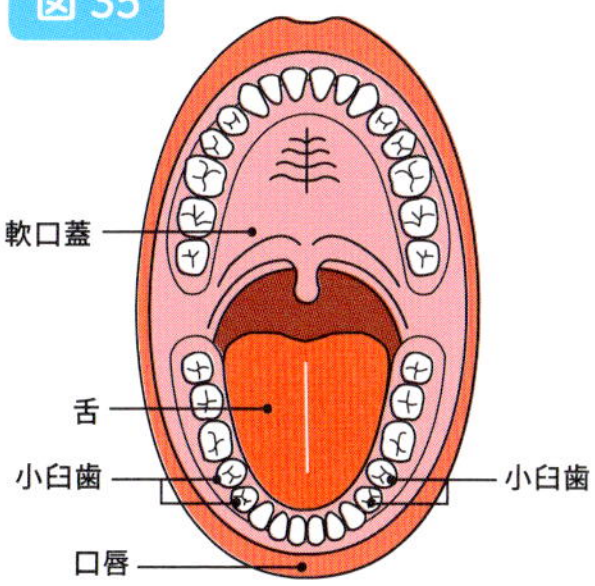

図36

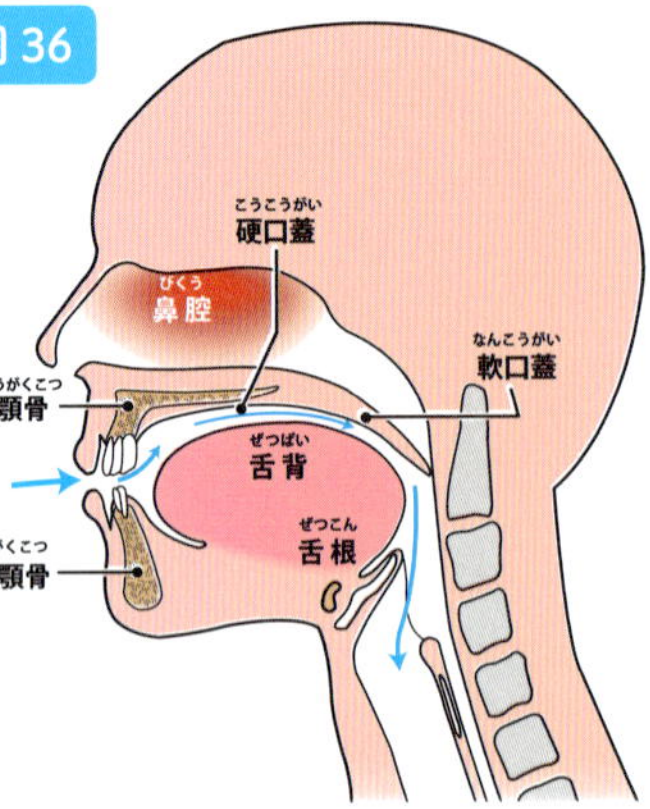

で、噛み合わせにとって最も重要な小臼歯を抜歯（便宜抜歯）する事です。

この抜歯処置によって小さく作り替えられた口腔には舌が収まらなくなり、はみ出した部分は気道を狭くします。気道の圧迫はさまざまな弊害を引き起こしますが、舌の付け根部分では、舌が上あごの軟口蓋を押しつけて鼻の気道を狭窄するため、鼻からではなく口から酸素を取り込まなければならなくなります。口呼吸が常態化すると、乾燥した外気が雑菌とともに直接、咽頭部粘膜に当たり、粘膜に炎症が起きやすい状態をつくり、軽い喘息や咳など呼吸器の疾患を引き起こす可能性が高くなります。（図36）

そして呼吸機能への弊害が大きくなると、舌が気道を塞がない、より呼吸のしやすい姿勢になるよう頭部が前後に移動します。姿勢は大きく崩れ、頭が前方に移動したまま固定化する場合は、頭を支える首、肩に慢性的な筋肉の緊張が起こります。

●舌のもつれ・発音障害

脳など他に原因がある人を除いて、舌がもつれたり、発音が正しくできない症状は、新しく入れ歯を作り替えた時など、噛み合わせが急激に変化した時に起こります。噛む筋肉や首の筋肉など噛み合わせに関係する筋肉が、一時的に口の機能や運動と統合できなくなるためです。

例えば、低い噛み合わせを急に高くすると、口の中が広がる事によって喉に押し込まれていた舌が一気に前方に押し出され、舌の位置が定まらないという状況になります。このような時に舌足らずの発音になったり、舌が歯に当たる、舌がうまく動かない、舌が長くなったなどさまざまな違和感があらわれたりします。患者さんにとっては深刻な問題で、発音障害だけでなく、嚥下機能にも障害が起きるケースがあり、正しい嚥下や発音ができるように訓練をする必要があります。

●口の中が乾く・口臭がある・舌がしびれる、舌痛

唾液には口の中を自浄する作用があり、正常に分泌されていると口臭が起きにくい状態になります。しかし噛み締め状態が続くと、噛む筋肉や喉周囲の筋肉が硬直しているために血流が悪く、唾液腺の働きが弱まり、口の中が乾きます。唾液の自浄作用が低下すると細菌が口の中に滞り、口臭が起きやすくなります。また噛み締めが続いている人は、喉の周囲の筋肉の収縮も起こっているために舌に分布する神経の周りの血流を弱め、舌痛、舌にしびれを起こす事が考えられます。

さらに噛み締めによって口腔が狭くなるため、舌を前歯に押し当てるように前方に押し出し、

写真1

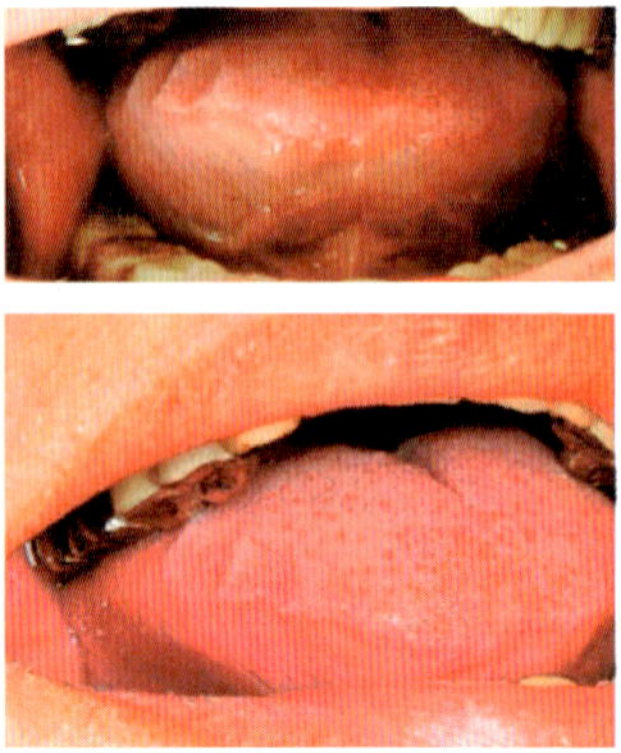

喉の気道を広げようとします。歯に押し当てた舌の力が舌に圧痕を作ります。舌に歯の圧痕がつく症状は慢性的な「噛み締め」によるものです。（写真1）

嚥下は1日2000回行われていると言われています。正しい嚥下運動は舌の奥の部分の上下運動によって行われますが、舌を前方に押し出す動きになっていたり、口腔の幅が狭く舌の横と歯が密着している場合は、嚥下のたびに舌が歯にこすれて、舌の横腹が傷つき、嚥下をするたびに痛みが起こります。

4 鼻の症状

アレルギー性鼻炎など耳鼻科的疾患がないにもかかわらず、「鼻で息がしにくいと感じる」状態は、口の中に舌が収まるスペースが不足しているために舌が喉に落ち込んで、軟口蓋が押し上げられている状態が考えられます。

このような人の歯並びの特徴は、奥歯の噛み合わせが低く、上あごの前歯が下あごの前歯に深く覆い被さり、下あごは後方位置に留まって前方に動く自由度が失われ、歯列の内側に舌が収まる十分なスペースがありません。

　そして、噛み締めが強くなると、喉周囲の筋肉の収縮によって下あごはさらに奥に滑り込むように後方に引かれ気道を圧迫します。喉に落ち込んだ舌がさらに軟口蓋を押し上げ、鼻の気道に閉塞状態を起こします。この状態が「鼻が詰まった感じ」をもたらします。

図37

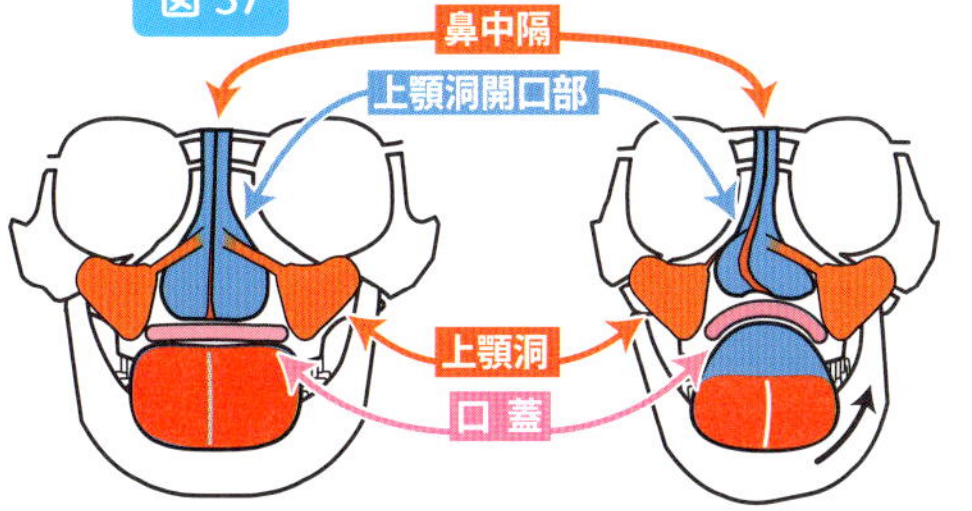

●蓄膿症との関係

　口元が正常な人は、通常、舌が上あごの口蓋に張り付き、上の歯の歯列の中に納まっています。舌が内側から外側に向かって歯列を押すため、上の歯列は大きく広がり、成長に合わせて必要な大きさの上顎が育ちます。何らかの理由で舌が上あごの口蓋に張り付かなくなった人は、歯列を内側から外側へ押していた圧力がなくなるため、歯列はどんどん内側に向かって小さくなります。このとき口蓋は行き場を失って上方へ膨らみます。私たちは「口蓋が深くなる」と表現しますが、上あごの上方へのくぼみが大きく、深くなる状態です。

　例えばパラシュートが風を強く受けているときは、帆は横に大きく広がっていますが、風が弱まると広がりが小さくなり、

その分、帆が縦に長くなる、そんなイメージです。(図37)

歯列にドーム状にかぶさる天井のような口蓋が、歯列の広がりが小さくなるとトンガリ屋根のように背の高い天井になります。上あごのくぼみが大きい人は、歯列の広がりが小さく、口蓋が鼻方向に膨らんでいる人といえます。

口蓋が鼻方向に膨らむと、鼻の中央で鼻腔を左右に隔てている鼻中隔が大きく影響を受けます。下からの力で鼻中隔が折れ曲がり、鼻筋が途中で曲がったようになります。この状態を鼻中隔湾曲症といいます。鼻中隔は口蓋から伝わる力を垂直に受け止めるため、口蓋と鼻中隔の接点は直角になります。私のこれまでの診察の結果、常に左側に噛み締めがある人は、噛む筋肉の収縮によって口蓋の左側が強く圧迫され、鼻中隔は右側に膨らむように湾曲する傾向が認められました。そのため右側の上顎洞開口部を圧迫して上顎洞がつまり、右側の鼻に蓄膿症を引き起こしたとみられる患者さんもいました。噛み締めと蓄膿症の因果関係については断定できるほどのデータはまだなく、引き続き研究課題にしていく方針です。

5 首のコリ・首が回らない

噛む筋肉と首の筋肉は連動しています。噛む筋肉が収縮すると、首を取り巻く筋肉が反応します。噛む筋肉に比べて首の筋肉は幾層にも重なり、極めて細やかに配列されています。触診によって首のどの筋肉が緊張状態にあるかがわかると、どの歯が下顎の動きを阻害しているのか経験から判断できるようになってきました。

「片寄った噛み癖」、「片寄った噛み締め」がある人は、首の動きが悪い、首こりがある、疲れてくると首が痛い、首をマッサージすると激しい痛みがあるなど、首を中心とした症状を必ず訴えます。このような患者さんの首を触診すると、首の後方、第1〜第3頸椎周囲がほとんど硬直しています。強く押すと神経に触ったかのような激しい痛みを訴えます。そしてこの痛みは、噛み合わせの治療を施すと瞬時に消えます。したがって、噛み合わせ治療の正否は、首の緊張状態が消失したかどうか触診し、判断する事ができます。

図 38

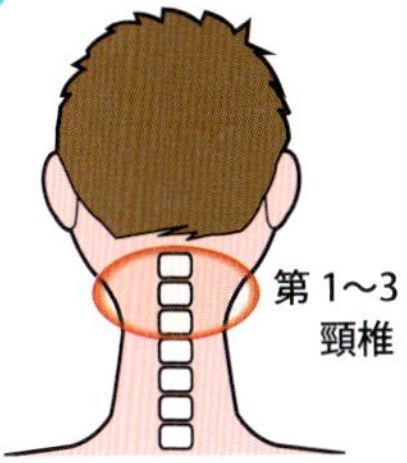

●首が回らない症状

頭部を支えている7つの頸椎の中で、上から1〜3番目の頸椎に関係する筋肉が硬直すると頸反射が起こると考えられます。（図38）頭を左右に回転させる関節は上から1〜2番目の頸椎にあり、この部位の筋肉は噛む筋肉と連動しています。したがって、左を噛み締めると自然に顔は左に回転し、右を噛み締めると自然に顔は右に回転します。

噛み合わせの治療によって左右の噛む筋肉を弛緩させ、片側に強

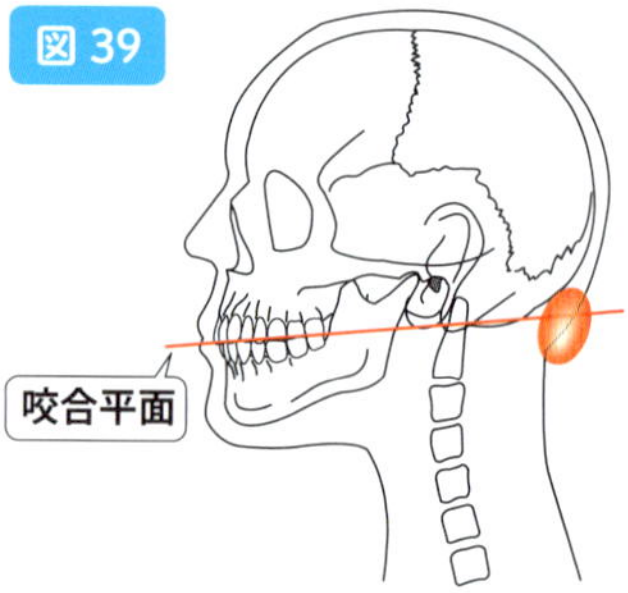

図39

く起きている噛み締め状態を解消できると、首の筋肉の緊張が解けて左右均等に顔を回せるようになります。身体全身に広がっている筋肉の緊張を解くには、まず首の筋肉の緊張を解くことから始めます。首の緊張を解くと、開きづらかった口が開きやすくなります。（図39、135ページ図44参照）

咬合平面を首側に延長させ、首の後ろ側のあたりを指で押してみてください。強く噛んでいる側の首の筋肉に「痛みを伴うしこり」を見つける事ができると思います。

この部位にコリや、硬結のある人は常に頸反射が反応し続けており、身体にねじれが起きています。この「しこり」が消失しない限り頸反射は反応し続け、身体が歪んでいきます。

6 指先のちりちり感

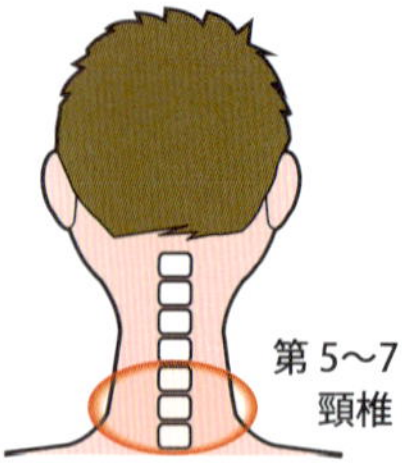

図40

指先がチリチリと痺れ、フライパンなどがしっかりもてない症状は、頸椎の5、6、7番目にある筋肉の硬直が原因です。（図40）

頸椎5、6、7番目の後方から腕の指に神経が出ていますが、この部位の筋肉が長期に渡って硬直し、血流が悪くなって疲労性老廃物が蓄積した状態になると、指先にしびれたような感覚が起こります。長い時間正座し脚がしびれる時に似た感覚ですが、このしびれは噛み締めが起きている側の手や指に現れます。長い年月にわたって、首、肩への強い圧迫と歪みがあると頸椎を変形させ、神経管が狭窄することがあります。そうなると噛み合わせの治療だけでは改善できない場合もあります。

7 左右の肩の高さの違い・左右の骨盤の高さの違い

片方のどちらかだけを強く噛み締め続けると、頸反射によって身体は左右にもねじれが生まれ、左右非対称となっていきます。左側を強く噛み続けると、下あごは左側が後方に引き寄せられ、下あごの右側は前に出ます。上の前歯の正中線に対して下あごの正中線は左側にずれが起きることもあります。下あごの動きに続いて頭部も左を向き始め、左右を見るときに、左側に首を回す方が楽になります。

また噛む筋肉の収縮により、左肩が上がり、相対的に右肩が下がります。左肩は背中側に引っ張られ、右肩は下がりながら身体の前側に引っ張られ、左右の肩の高さに違いが生まれます。

さらに骨盤は左側が下がり、右骨盤は上がって右膝は伸びてロック状態になります。（67ページ図26のA、E参照）

長い時間立ちっぱなしで疲れてくると、足の重心を左にしたり右に移したりして体重移動しますが、骨盤の左右の高さの違い、左右の膝の状況から重心移動がスムーズにできなかったり、足を開かないと重心を変えられなかったりします。そんな人は足をバッテンにして（クロスさせて）重心移動を行っているのを見ますが、足を大きく開くことをはばかる女性に圧倒的によく見られる立ち姿です。

床に仰向けに寝て、床から左右の肩の高さを測ってください。左側の噛み締めが強い場合、左肩は床と接し、右肩は床から浮いた状態になっているはずです。（137ページ図47参照）また腰も左側が床に接して、右側が浮きます。脚を伸ばすと、左足は膝関節が伸びて長くなり、右脚はすでに伸展状態になっているため、結果的に左の脚が長くなります。

実際に、左に強い噛み締め状態が続いている人は、左肩が上がって「怒り肩」になります。そのために左の肩はショルダーバッグが肩から落ちにくく、かけやすくなります。右肩は「なで肩」になり、頸反射で屈曲する右腕にはハンドバッグがかけやすくなります。

8 腕が上がりにくく、肩に痛みが起こる（四十肩・五十肩）

腕を上に上げると、神経に触るような激しい痛みが肩関節に走る状態を四十肩、五十肩と言います。現在のところ原因がはっきりせず、一般的には加齢が原因と言われていますが、噛み締めが起きる仕組みから考えていくと、原因は容易に導くことができます。

噛む筋肉、首の筋肉が収縮して、噛み締めのある側の肩が上がり、逆の肩は胸の筋肉に引っ張られて下に下がり、身体の前方に出てきます。肩が低くなっている側の胸部の筋肉は常に収縮し硬直しているため、肩甲骨が胸の筋肉に引っ張られて肩関節の上に覆い被さると、肩関節が下方に圧迫されます。（図41）そのために腕を上げると、肩甲骨と腕の骨に挟まれた神経や靭帯が圧迫されて、ビリッとした痛みを起こします。したがって慢性的な噛み締めがある反対側の肩に四十肩、五十肩の症状が起きます。これが痛みの起きる原因です。

図41

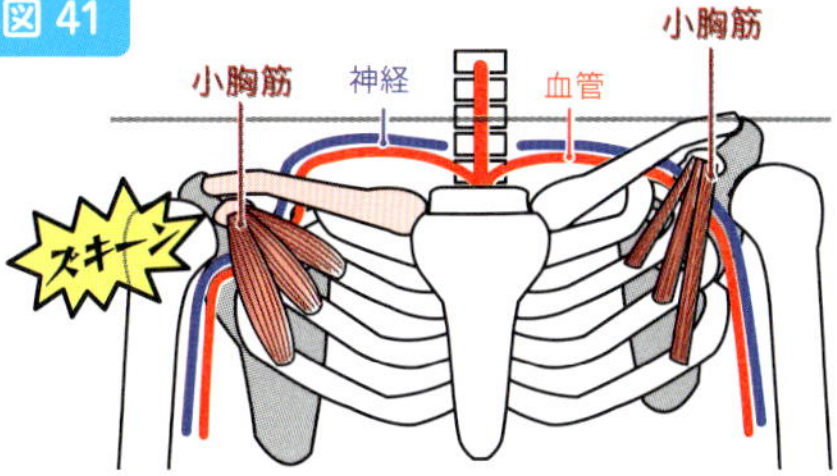

ではなぜ40代、50代になって発症するかという点ですが、前項の片頭痛のところで示したグラフにある通り、加齢が関係します。中高年になると、噛み締めをもたらす一番大きな要因となる背中の筋肉が衰え、Ⅶ型の姿勢が緩みます。さらに年を重ねるとⅠ型に移行していきますが、この過程で胸部を強く押し下げていた力が弱まり、押し上げ回転に転じていくことで、身体の後ろに引っ張られていた肩が、前方に下がり始めます。四十肩、五十肩は、まさにこのタイミングで発症すると私は考えています。

Ⅶ型の姿勢の人で、片側で強く噛む状態が慢性化している人が、加齢とともに背筋が衰え、胸部の押し下げ回転が押し上げ回転に転じた時、強く噛んでいる側と逆側の肩が下がって、肩甲骨が肩関節の上に覆いかぶさり、四十肩、五十肩は発症します。

四十肩、五十肩の痛みは時間の経過とともに消える事があります。噛み合わせから起こった四十肩、五十肩の歪みは決して自然消滅することはなく、肩の痛みが軽減するよう姿勢を変えて、歪みの位置を他の部分に移したためと考えられます。

9 自律神経失調症ほか

噛み締めがあり身体の筋肉が収縮し続けているような人は、筋肉の緊張状態が続くと交感神経が優位に働き、身体を休める事ができなくなります。頸反射は睡眠中であっても身体の筋肉を収縮させているために交感神経を興奮させ、なかなか寝つかれない身体の状況を作り、眠りを浅くし、睡眠不足のために疲れが溜まり常にイライラします。このような症状を訴えるとお医者さんは「自律神経失調症」と病名を付けるかもしれません。また首には自律神経が通っています。首の筋肉が緊張し続ける事で正常な自律神経の働きを乱す可能性も考えられます。

頸反射によって首の筋肉の収縮が後頭部周囲の頸椎に集中すると、頸椎に沿うようにして脳に血液を送っている椎骨動脈が圧迫されます。脳に血液を送らなければならない時、高血圧を引き起こす可能性が考えられます。このような人は首の筋肉が収縮し続けることで首が縮められ、短くなります。首が短く血圧が高い人は噛み合わせが関係している可能性があります。

10 睡眠時無呼吸症候群と噛み締め

●睡眠時の無呼吸と噛み締めのメカニズム

これまで「口腔が小さくなるなどして、舌が喉に落ち込み、気道を塞ぐ」と何度か書いてきました。この病気に苦しんでいる患者さんには申し訳ない表現ですが、睡眠時無呼吸症候群は、実際に舌が喉に落ち込み気道を塞ぐと、どんなふうに呼吸困難になるのか、その様子を目の当たりにできる病気と言えるかもしれません。睡眠時無呼吸症候群も、専門家が「呼吸がどのように止まるのかはわかるが、なぜ呼吸が止まるのか、根本的なところはわからない」としています。これも噛み締め理論に当てはめると原因が見えてきます。

気道が狭い状態の人が寝る時、気道を広げるためにまず横向きになり、頭に押し下げ回転を強め、頭を前方に押し出します。頸椎は前弯で、頭部と連動して骨盤も押し下げ回転となり、腰椎をエビのように後弯にしたI型姿勢で寝ます。このように頭と骨盤が押し下げ回転となっている姿勢では噛み締めが起こりません。

●無呼吸を招きやすい仰向け寝

この姿勢のまま〝仰向け〟になったらどうなるでしょうか。まず頭が宙に浮いてしまいますので、後頭部が枕に接する位置まで下がります。この時、頭は押し上げ回転となり、頸椎は後弯になります。気道の狭い人にとっては気道が圧迫され呼吸が困難になります。

いびきをかいているうちは口で呼吸しています。眠りが深くなってくると全身の緊張が解けて筋肉も弛緩し、頸椎の後弯は身体の重みでますます強くなります。

睡眠時無呼吸症候群の患者さんは、舌の筋肉が弱いという傾向があります。寝ている間も口蓋に張り付いているはずの舌が、眠りが深くなるにつれて弛緩し、喉に落ち込んで気道を塞ぎます。呼吸が困難と察知した司令塔は、すでに頸椎がこれ以上後弯にならない状況にあることから「頭部を押し下げ回転に転じて頸椎を前弯にし、気道を確保せよ！」と命じます。押し上げ回転の頭部を逆向きの押し下げ回転に転じるには、下あごを強く引いて、顔を前方に出すしかありません。（42ページ図9参照）筋肉が弛緩して体が布団に沈み、過剰な押し上げ回転にある頭部を押し下げにするために、下あごを強く噛み締めながら後方に引きます。この時、下あごも頭部と同じ押し上げ回転となることで、噛み締めが起こる条件が揃います。

下あごは後方に引かれて噛む筋肉は強く緊張し、それまでいびきをかいて開いていた口がぴたりと閉まります。口呼吸で息をしていたのにも関わらず、呼吸を確保せよと命じた司令塔の指示により、噛み締めが起きて逆に口を閉じる事態になります。ここからが地獄の苦しみです。

息が苦しい、気道を確保せよ、と命令が出れば出るほど、噛み締めは強まり、口がかたく閉ざされるのです。

かくしていよいよ寝ている場合ではないと覚醒に向かうと、弛緩していた筋肉に緊張が戻り、軽度の場合は落ち込んでいた舌が喉の奥から前方に移動し、再び息をすることができるようになります。重度の場合は、いつまでも舌が喉に落ち込んで呼吸が回復しないため、最後に噛み締める力が勝って頭に押し下げ回転がかかり、顔を前に（天井方向に）突き出すようにして頸椎の前弯を確保するので、飛び起きるような状態で目を覚ますことになります。これが睡眠時無呼吸症候群が発症するメカニズムです。

●横向き寝で気道を確保する

呼吸が止まらないようにするためには、横になってエビのように丸まって寝ると、「噛み締め」が起こりにくくなります。どうしても仰向けに寝たい人は、クッションなどを首の下に入れて呼吸がしやすくなるよう頭を押し下げ回転にし、骨盤も押し下げ回転になるように膝の下にクッションを入れて膝を曲げる姿勢を作る必要があります。

このクッションによって導かれた睡眠時の姿勢は、頭と骨盤が同じ押し下げ回転となるI型のため、体の歪みはなく「噛み締め」が起きにくい姿勢ですが、寝返りする事が困難なため、長い時間の睡眠によって身体が硬直しやすくなります。また舌が喉の奥に落ち込みやすい状況は変わりません。（図42）やはり抱き枕などを抱えながら寝返りができる横向きに寝るのが良いと考えます。

肥満になると腹部の容積が大きくなるため、腹部の臓器が圧迫されないように骨盤を押し上げにし、腹部を前方に押し出したⅦ型姿勢になります。膝関節が伸展して脚が伸びるので、仰向けの睡眠姿勢が寝やすくなります。しかし仰向けで寝ると、舌は喉に落ち込んで気道の圧迫を強めるという悪循環になります。肥満によって気道が狭くなっている状態に、さらに仰向け状態の睡眠姿勢が加わると睡眠時無呼吸症候群が生じやすい状態を作ります。

図42

頭部と骨盤が押し上げ回転で同調した睡眠姿勢

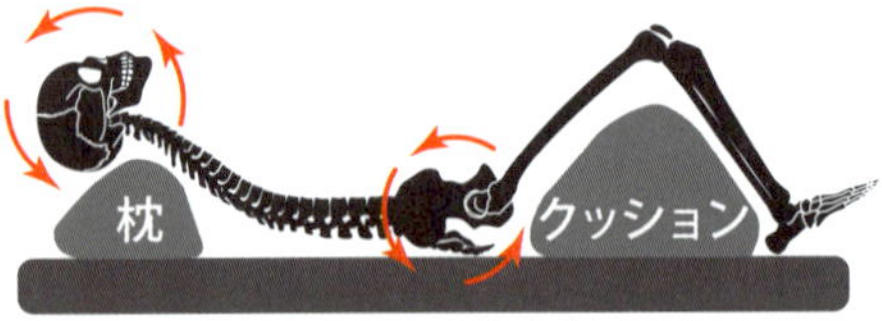

首枕と肩パットを使用し、肩を上げると頭部の押し下げ回転がしやすくなり、喉の圧迫は解消します。

●呼吸がしやすいうつ伏せ寝

うつ伏せ寝で寝ると、仰向けの時に喉に落ち込み気道を圧迫していた舌が、前方に垂れて、呼吸がしやすくなります。呼吸がしにくいと感じる人は、座布団二枚以上の高さのクッションを胸の下に敷いて、覆い被さるようにして、うつ伏せ寝をすることをお勧めします。うつ伏せの睡眠姿勢は頭部も、骨盤も押し下げ回転になるために、噛み締めが起きません。

第4項　クリニックでの実際の症例

実際に私のクリニックでどのような治療が行われているか、実例を紹介します。

患者さんが若年者の場合は、あごがまだ発育の途中であることと、筋力が備わっていないことから、成長に合わせて治療することが可能です。歯列矯正によってあごを広げて口腔を広げ、合わせて足腰や丹田を鍛える運動により筋力をつけることがメインの治療となります。気道を確保するため過剰に起こっていた頭の押し下げ回転を緩和させ、前方に突き出ていた頭を後方に移動させる事が治療のポイントです。

成人の治療は、まず矯正治療によりあごの横幅を可能な限り広げます。合わせて下あごの奥歯を高くして噛み合わせを高くし、縦にも横にも口腔を広げます。さらに姿勢が歪んで首が曲がったままになっているため頚反射が反応し続けていないかを調べ、筋肉の硬直を解いていくことが治療のポイントとなります。

1 症例1 顔が下を向いてしまった男子中学生の患者さん

●初診時…咬合平面の角度

矯正治療を希望して来院した14歳の男の子です。あごの発育、歯並びが悪く、歯並びの内側に舌が収まらない状態が推測できました。顎関節の痛みや開口障害などの顎関節症状は訴えていませんでしたが、首こり、肩こり、腰痛の自覚症状がありました。

頭部の側面をレントゲン写真でみると、水平面に対して咬合平面は約25度下向きになっていました。（写真2）間違いなく頭に強い押し上げ回転がかかる「噛み締め」が起きていると考えられました。頸椎は胸部の強い押し下げ回転によってほとんど後弯し、頭部と頸椎が接する関節部分で激しく折れ曲がっています。立ち姿勢から「Ⅲ型から派生した噛み締め型」と診断しました。

写真2

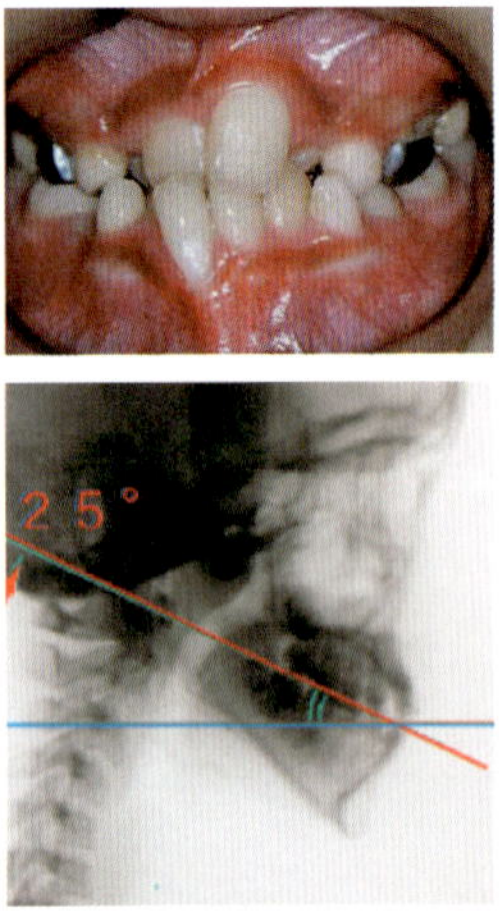

初診時の噛み合わせと水平面と咬合平面の成す角度が25度

後頭部に注目すると、第1頸椎の後ろの突起（棘突起）が後頭部の後頭骨に接触しており、頸椎はもうこれ以上後弯できない、ギリギリまで後ろに反っている状態であることが写真からわかります。頸椎に後弯の力がかかっている理由は、以下の通りです。

・胸部の強い押し下げ回転。
・強い噛み締めにより下あごは引いた状態になっている。
・引かれた下あごにより、気道が圧迫されている。
・気道を確保するためには頸椎を後弯にしてスペースを確保するしかなく、大きく後ろに反った形になる。

●矯正治療開始から8ヵ月後

まず歯並びを整え、口腔を広げて舌が前方に収まるスペースができるよう矯正治療を開始し、8ヵ月後には歯並びはほぼ改善しました。口の中も広がり、レントゲンからは舌根の気道への圧迫が弱まり、気道が拡大していることが認められました。

写真3

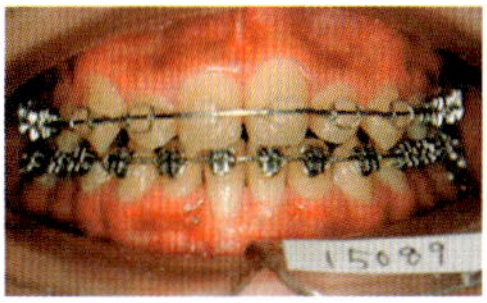

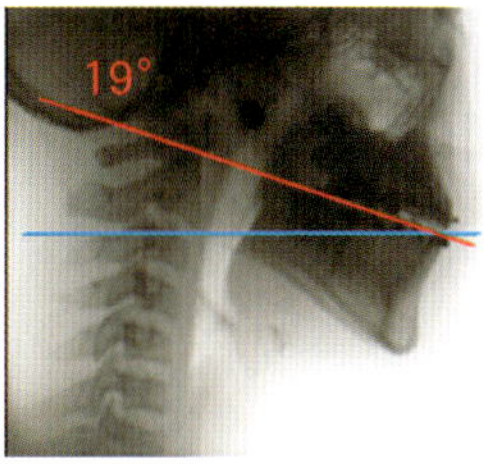

治療開始8ヵ月後の歯並びと咬合平面は25度から19度に回復

水平面と咬合平面の成す角度は25度から19度に回復しました。（写真3）咬合平面の角度の回復によって後頭部と第1頸椎の棘突起の接触は改善され、首こりと肩こりは軽減している事が認められましたが、頻繁に寝違えを起こすという状態が続きました。胸部の押し下げ回転が十分に改善していないためと考えられました。頸椎の後弯が改善しきれておらず、咬合平面と水平面の角度がまだ20度近くあることから「噛み締め」による身体の硬直が寝違いの原因として考えられました。頸椎の後弯は骨盤の押し上げ回転が強い状態の時に起こることから、骨盤の過度な押し上げ回転を緩和する必要がありました。

そこで、赤ちゃんのような「ハイハイ運動」（ほふく前進運動、後述）を1日15分間行ってもらいました。

1日15分間のハイハイ運動を行って2週間後、頸椎は前弯状態となり、咬合平面は19度から5度に回復しました。（写真4）ハイハイ運動の目的は腕を手前に引き寄せて腕や胸の筋肉、腹筋を鍛えるためのもので、1日15分はかなりきつい運動量ですが、患者が若い男の子であったことから、身体の柔軟性があり、筋力もすぐにつく素養があると判断して指導しました。

写真4

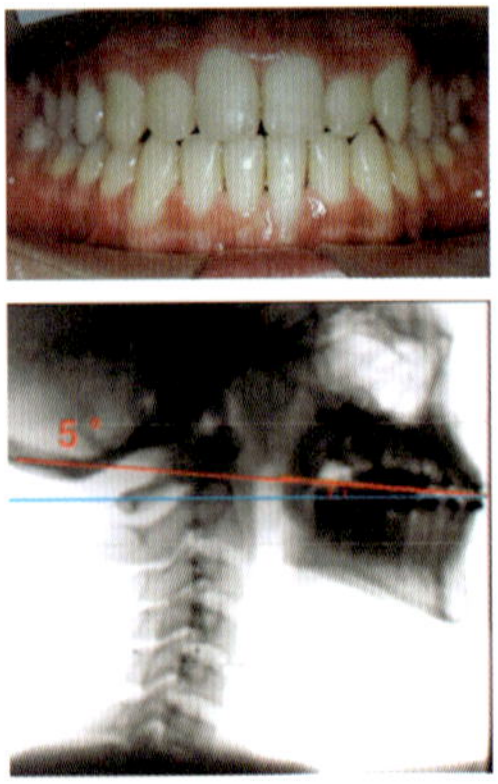

運動療法終了時の歯並び。咬合平面は19度から5度に回復した

注目したいのは、この運動により後弯であった胸や腹の筋力が強まったことで胸部の押し上げ回転を強め、骨盤の押し上げ回転を弱めたことが考えられます。この変化によって腰椎と頸椎の圧迫は緩和され、噛み締め状態から解放されたと考えました。

患者本人は歯並びの改善とともに首、肩のコリ、そして頻繁に起こっていた寝違いから解放され、満足していました。治療が終了して7～8年近く定期的に診査し、経過観察していますが、現在のところ後戻りがなく、問題なく過ごせています。

この症例から、「噛み締め」から解放されるためには、口周辺の「噛み合わせの治療」だけでは十分ではないという事が言えます。口元の治療に合わせて正しい身体の使い方、姿勢の保ち方を身につける必要があります。

2 症例2 顔が左右非対称だった30代女性の患者さん

●34歳・女性の初診時の症状と経過

口を開けるたびに顎関節にカックンという音と、噛み締める時、あごの関節に痛みが起こり、口を開けたり、強く噛んだりする事ができないと訴えて来院した女性の患者さんです。診査していくと、顎関節症状以外に多数の不定愁訴を抱えていました。下記に示した不定愁訴は慢性的な噛み締めと関連する症状でした。

○不定愁訴

・前頭部の痛み　・側頭部の痛み（片頭痛）

写真5

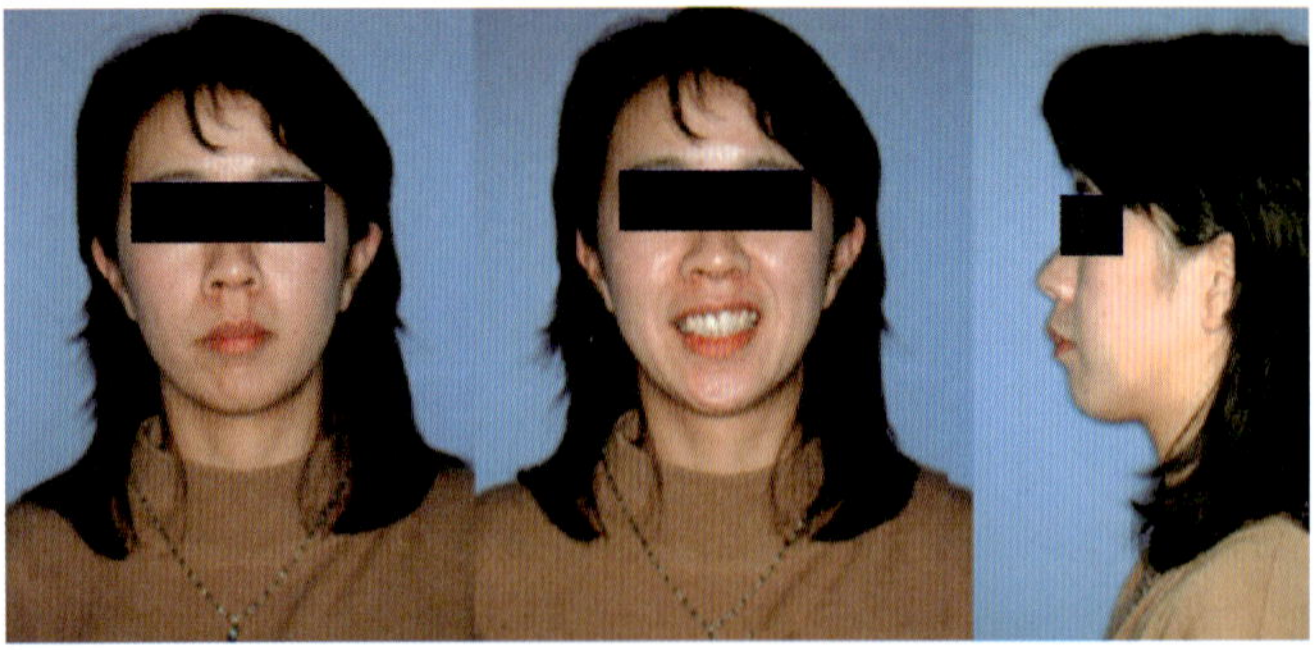

・激しい眼の奥の痛み
・首が疲れてくると痛くなる
・常に首がこっていて、肩が痛い
・首、肩こりが激しい時は腕が上げづらくなり夜は寝付けない（不眠症）
・耳鳴り　・立ちくらみ
・眼が疲れやすく眼が開きづらい
・鼻がつまる　・腰痛

以上のような症状を訴えておりました。これらの症状は若い頃から気になっていたが、最近、ますます強く感じるようになってきたということです。

◎顔貌の状態（写真5）

正面からみると、患者さんの左肩が高く、顔は右側に軽く傾いています。これは身体が左に倒れそうになっているのを、頭を右側に傾けてバランスをとっているためです。

また笑顔を作り、口角を引いてもらった写真は、口唇の左側が強く引かれ、患者さんの左側の鼻唇溝に深い溝が現れ

写真６

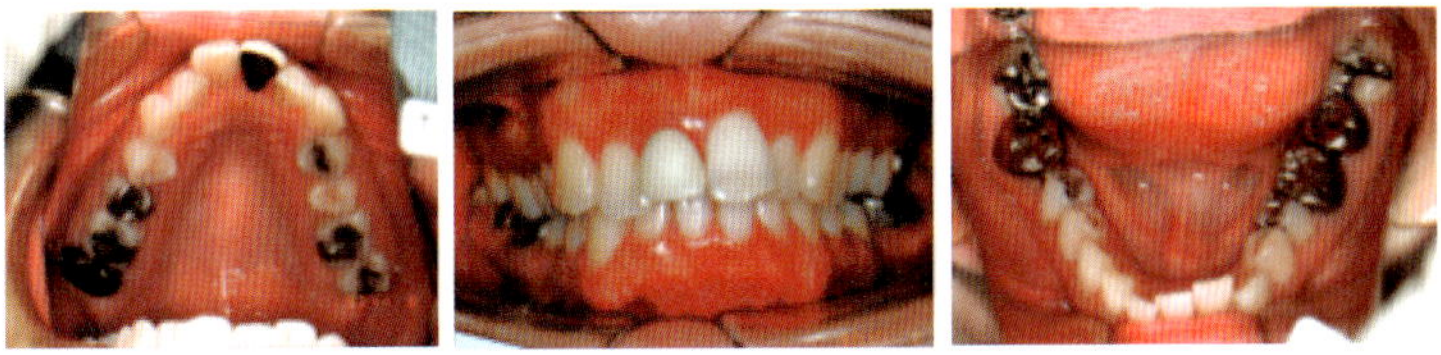

ています。これらは左の噛み締めが強いときに見られる症状です。左側の肩が高くなっている原因は、左側の噛む筋肉で強く噛み締めているため、左側の首の筋肉が緊張し、頚反射が起こっているためです。左の噛み締めによって顔が左に回転し、唇が左側に引かれています。

◎歯並びと上下の噛み合わせの状態（写真６）

上下のあごの歯列弓はＶ字型になっています。一方、舌の先端はＵ字型です。Ｖ字型の末広がりになった歯列弓では、とがって狭くなった前歯の裏側まで舌が届くことができず、喉の奥にとどまります。この患者さんも行き場を失った舌が喉に落ち込んで気道を圧迫し、上方向には軟口蓋を押し上げて鼻気道を狭くさせていました。咬合平面は下向きであることが確認され、Ⅲ型から派生した噛み締め型と診断しました。

初診時、口腔内写真の歯列弓を模型で計測しました

・上顎左右の第１小臼歯の内側は20㎜で、第１大臼歯間は30㎜。
・下顎左右の第１小臼歯の内側は21㎜で、第１大臼歯間は38㎜。

これらの事から極めて強いＶ字歯列弓であることが明らかです。

片頭痛は〝こめかみ〟にある側頭骨、蝶形骨周辺に「慢性的な噛み

締め」によって圧迫と歪みが集中することで発症します。また噛む筋肉は眼の裏の骨を足場にしていて、噛み締めが続くと眼の裏の骨にも歪みが発症します。左側に片頭痛がある場合には、反対側の右側の眼の奥に痛みが起きる可能性が考えられます。この患者さんも左側の噛み締めと右眼奥に痛みがありました

治療方針

顎関節症を改善するためには「噛み締めの3つの要因」を同時に取り除かなければなりません。

1つ目は、左右の噛み合わせの高さを調整し、片側に偏った噛み締めを改善することで頭部の左右の平衡状態を回復します。2つ目は、喉を塞いでいる舌が前方に収まるよう、歯列弓を拡大して口の中を大きく広げます。口腔を広げる治療の一環として奥歯に高さを加え、下あごの過剰な押し上げ回転を緩和させます。歯列が十分に広がると、舌は自然に本来あるべき前方に移動し、舌の移動に合わせて下あごも前方に移動します。身体が後ろに倒れないよう、身体の軸より前に突き出していた頭は後方に移動し、頭部の前後の平衡性が回復します。3つ目に、足腰で身体を支える姿勢に変換し、背骨に圧迫と歪みを加えている骨盤の過度の押し上げ回転を弱めます。

この患者さんは長い年月、慢性的な「噛み締め」が起こっていたために、歯軸は内側に倒れ、傾斜しています。この傾斜を立て直す事によって歯列弓をV字型からU字型に改善し、舌が収

写真7

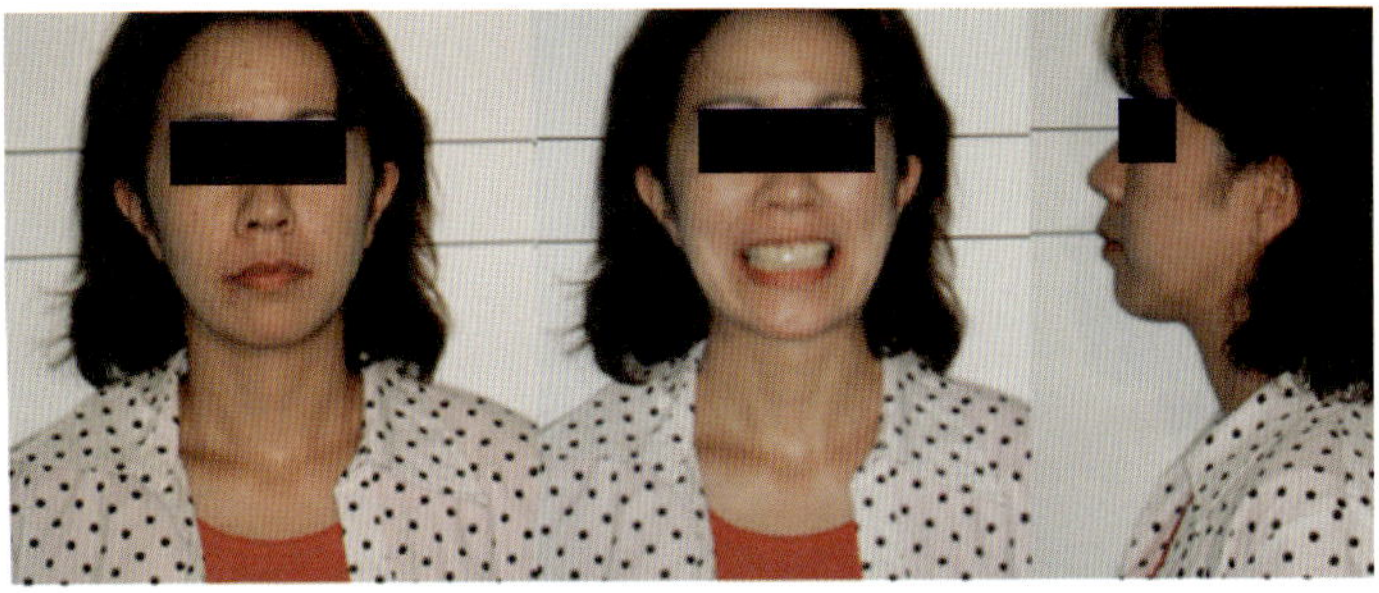

まる口の広さをつくり、前後左右の噛み合わせの歪みを改善する必要がありました。冠や入れ歯の治療と違い、矯正治療は2年間をかけて、徐々に噛み合わせを変化させていくために身体は順応しやすく、噛み合わせの急な変化によって起こる片頭痛の危険性が少ない治療法です。矯正治療の途中で、治療前にたびたび起こっていた左側の片頭痛がなくなったと、報告を受けました。

●治療後

矯正治療後の顔貌写真です。（写真7）顔貌を診ると治療後は不定愁訴から解放されて健康そうな表情がうかがえます。軽く右側に傾斜していた顔は、ほぼ真っすぐになって左右対称になり、左側の噛み締めによって左側に引かれていた唇も左右対称になっています。顔貌の左右対比、肩の高さが左右でそろってきたことなどから、姿勢のねじれはほぼ改善したと考えました。

写真８

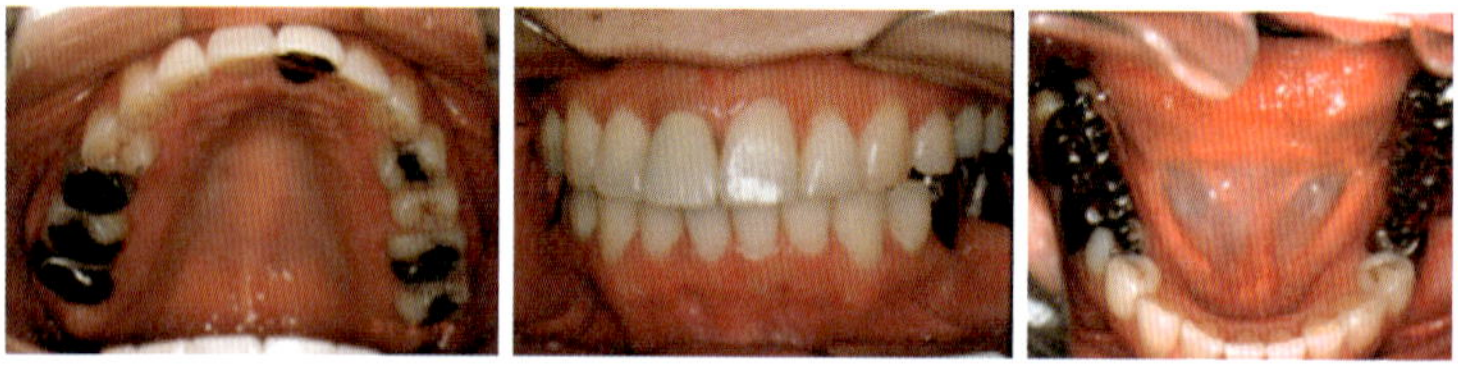

噛み合わせの改善（写真８）

口の中が左右に広がったことによって初診時Ｖ字型であった歯列弓が治療後Ｕ字型の歯列弓に改善され、嚥下、咀嚼、発音、呼吸機能が効率よく行える状態になっています。また左右の噛み合わせの高さが回復し、頭部の平衡状態を維持することができたため、噛み締め状態は改善し、首にあった緊張からも解放されました。

〈歯列弓の拡大〉

〈上あご〉

・左右の第１小臼歯の内側の距離は20㎜⇩治療後30㎜に拡大
・第１大臼歯間は34㎜⇩治療後37㎜に拡大
・Ｖ字形態⇩Ｕ字歯列弓に改善

〈下あご〉

・左右の第１小臼歯の内側の距離は21㎜⇩治療後28㎜に拡大
・第１大臼歯間は31㎜⇩36㎜に拡大
・Ｖ字形態⇩Ｕ字歯列弓に改善

喉に落ち込んでいた舌は口の中に納まり、頭は押し上げ回転を伴って後方に移動し、姿勢軸と一致した位置に移動できたと考えました。

不定愁訴の改善

・前頭部の痛み　・側頭部の痛み　・眼の奥の痛み
・首が疲れてくると痛くなる　・常に首がこる、肩に痛みがある
・首、肩のコリが激しいときは腕が上げづらくなり、夜はなかなか寝付けなくなる（不眠症）
・耳鳴り　・立ちくらみ　・眼が疲れやすく眼が開きづらくなる　・鼻がつまる　・腰痛

以上の、初診時にあった不定愁訴はすべて改善していました。矯正治療後7年経過しましたが顎関節症はもちろん、不定愁訴の訴えは現在のところありません。

第 3 章

自宅で症状の改善を図るために

第1項 自分の身体の現状をチェック…触診とあごの位置

近所に顎関節の適切な治療を行う歯科医院がない場合は、ご自身で少しでも症状を緩和しなければなりません。原因不明の不定愁訴で悩み、あちこちの病院を訪ねて、ひどい場合には神経科、精神科でたくさんの薬を処方される状況になる前に、これから記載する体の動かし方を生活に取り入れ、症状が緩和するかどうかトライしてみてください。基本的に上半身の不調や身体全体の歪みは第2項のマッサージとストレッチで改善が図れると思います。腰や膝など下半身の不調はさらに第3項の運動療法を取り入れてみてください。できるだけ簡単に、そしてふだんの生活を少し工夫するだけで首や身体のゆがみを改善できるようにまとめました。これまでの生活習慣で長い時間をかけて歪んでしまった身体は、短時間で劇的に変わるものではありません。根気よく続けてみてください。

この章を始めるにあたって役立つのが冒頭に記載した自己診断書です。人は体の痛みが消えると、〝その部位が痛かったという事実〟も忘れてしまいます。はじめは「肩が痛かった」けれども、肩の痛みが消えると、肩の痛みの強さで気にならなかった例えば腰の痛みなどに気持ちが集中し、「肩ではなく、腰が痛い」と言うようになります。

そこで自己診断書をガイドにします。今の診断書があなたの最悪の状態です。本書で書かれた対処法を暮らしに取り入れ、ひと月ごとにチェックしなおしてみてください。自己診断書を比較して症状が軽くなった箇所があれば、あなたの身体に良い変化が起きている証拠です。2、3年、時間をかけるつもりで、自分の身体の変化を楽しみながら取り組んでみてください。

●触診の仕方

慢性的な噛み締めは本人が気づかずに行っている事が多いため、まずは触診によって自分の噛む筋肉と首の筋肉の緊張状態を確認し、自分がどれくらい噛み締めをしているのか自覚する事から始めます。触診するのは左右の噛む筋肉と左右の首の筋肉、そして首の後ろ側です。さすったり押したりしながら筋肉が硬くなっていないか、どこで痛みを感じるかチェックします。

●触診ポイント

①噛む筋肉が硬くなっているのはどちら側ですか？　首の筋肉で痛みを感じるのはどちら側ですか？　噛み合わせによる歪みがある人は、噛む筋肉も首も同じ側に痛みやコリ、硬直があります。（両側とも痛い！　という方は、痛みの強いほうが、より歪みが大きいと理解してください）

②私の診察室に来られる90％以上の患者さんは左側の噛む筋肉、左の首の筋肉に緊張状態が強

く認められます。あなたが左側に痛みを感じた場合、ほかの患者さん同様、ほぼ左側を噛み締めています。左側を常に噛み締めることで、身体が左側に傾く力が働き、その姿勢を立て直そうと身体を引き起こす力の両方が常に身体に入り続けている状態になります。

●痛みを感じない姿勢を探す

頭部が平衡状態にある時、下あごを前方に押し出すと後頭部の筋肉は弛緩し、首の前の筋肉が緊張して頭部に押し上げ回転が起こります。頭の位置は後方に移動します（青い骸骨）。反対に下あごを後方に引くと、後頭部の筋肉は緊張し、首の前の筋肉が弛緩して頭に押し下げ回転が起こり、頭は前方に移動します（赤い骸骨）。（図9再掲）

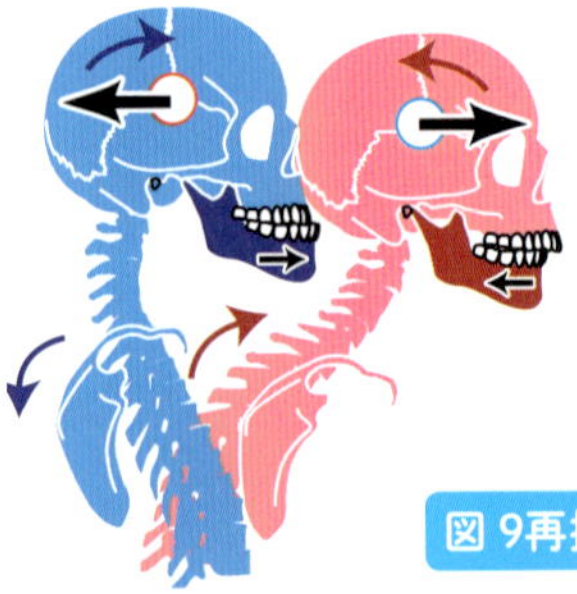
図9再掲

この作用を利用し、下あごを移動させることで、緊張している筋肉を弛緩させ、痛みやコリを軽減させることができます。

本来なら、歯科医師が首の筋肉が緊張しない下あごの位置を見つけ出し、スプリントなど噛み合わせの治療を施して頭部を正しい位置に導かなければなりません。しかし、そのような治療を行う歯科医師は実際にはほとんどいませんので、みなさんが自分自身で噛み締めの苦痛を解放する方法に取り組まなければなりません。ただ多くの歯科医師が今、この問題に向き合い、研究に取り組んでいます。近い将来、多くの不定愁訴が歯医者でも診断できる日が来ると私は信じています。それまでの間、皆さんの苦痛が少しでも和らぐようにとこの章を書きました。参考になれば幸いです。

それでは本題に戻ります。この後の項でも、引き続き9割の人が当てはまる、左側に噛み締めがある場合を想定して説明します。残り1割にあたる右側を噛み締める人は、左右を逆にして読み進んでください。

●下顎の位置を探す方法①　痛みと逆側前方にあごを出して調べる

まず正前を真っすぐ見て、頭部に傾きがないように意識して立ちます。左の首の圧痛や硬直した部位と反対方向（＝右前方）に、下あごを押し出すように移動させてみて下さい。口の中心点を通る対角線上の方向というイメージです。（図43の①）

首の①を押したときに痛みやコリがある場合、下あごを右側前方に、上下の前の歯が接触する状態まで押し出し

図43

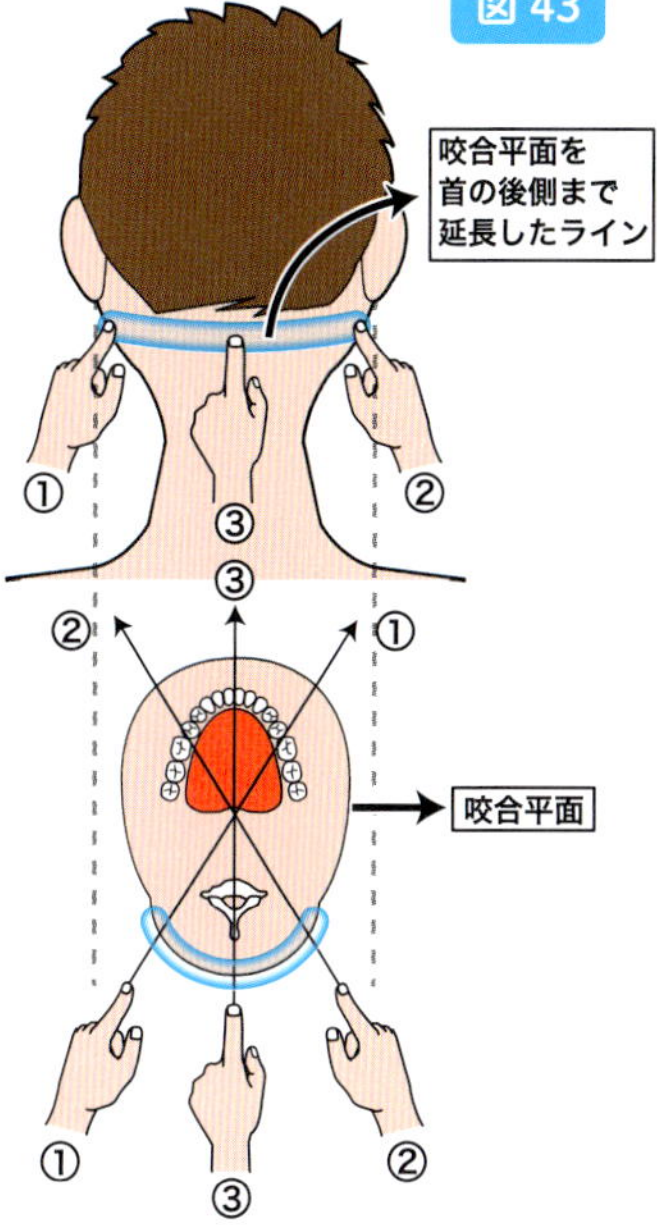

ます。そして、下あごを少しずつ右前方に押し出したり引いたりしながら、そのつど、首や噛む筋肉の硬直具合を触診で確かめます。痛みが消えない場合は、さらに下あごを前に出して受け口になっても構いません。下あごの移動を繰り返しながら、後頭部の首の筋肉の硬直が和らぎ、痛みが軽減もしくは消失する下あごの位置を見つけてください。その下あごの位置をしっかり記憶します。

●下顎の位置を探す方法② タッピングで調べる

下あごの位置を探すもう一つの方法です。

①まず自分の首を触診して、押すと痛いポイントを確認します。いくつもある場合はメモなどで記録しておきます。

②次に下あごが前後左右に自由に動くことを確認して、上下の歯をカスタネットのようにできるだけ早くカチカチと打ち鳴らして下さい。これをタッピングといいます。

③タッピングをしながら頭の上に本を乗せて歩きます。本は落とさないようバランスをとりながら歩きます。上下の歯を軽くタッピングしながら歩いていると、自然に、下あごは前方に押し出され、奥歯で当たっていた歯がしだいに前歯で当たるようになります。本が落ちない頭の位置というのは、首の筋肉が緊張状態から解放され、姿勢軸上に正しく頭が乗っている状態です。その頭部の位置と下あごの位置があなたの最適なポジションです。

④その下あごの位置でタッピングを止めて、首の筋肉を触診し、硬直状態や痛みを感じる箇所を比較して下さい。痛みが軽減、もしくは消失しているはずです。

頭の正しい位置を確認するために、いつも頭に本を乗せて歩く訳にはいきません。本を乗せなくても、正しい頭の位置と下あごが導かれるようにしなければなりません。本を乗せないときは、天井から操り人形のように糸で吊るされている感覚をイメージします。そして上下の歯を軽くタッピングします。この頭の位置と、下あごの位置を記憶にとどめて日常生活を送るようにします。

第2項 マッサージとストレッチを行う

　ここからは噛み締めを起こさない身体の使い方について説明します。前項に記載した方法で首の筋肉に緊張が起こらない下あごの位置を探し当て、いつもその位置に下あごがくるよう日常的に心がけるようにします。マッサージや運動療法の時も、まずあごの位置を移動させてから行います。最終的な目的は首のコリや痛みを取り除くことです。首の筋肉の緊張がほぐれていけば、頭のてっぺんから足の先まで影響を受けていたさまざまな不定愁訴が取り除かれていきます。

　以下は私が病院で指導している方法ですが、首のコリや緊張をほぐすために最近は整体療術や、とくにカイロプラクティックなどの分野からさまざまな運動やストレッチの仕方を記した良書もありますので、本書の理論を理解し、自分の身体の状態を把握できた人は、これらの書物を合わせて利用するのも良いと考えます。

1 立っている姿勢で首のストレッチ

図44

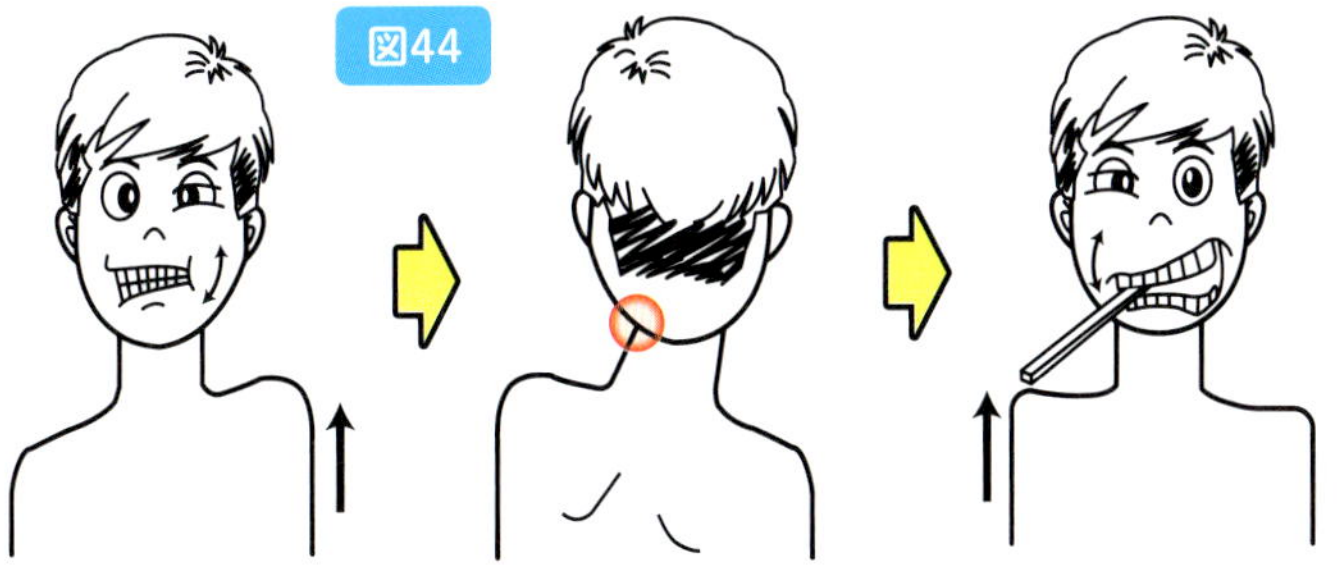
左側で強く噛む人は…
左側の後頭部が痛む
右側に割り箸やガーゼ
⇨痛みが消える

(1)首のコリを取る方法―噛み締めと逆側で強く噛む

首の痛みやコリをとるために、触診やタッピングで正しい下あごの位置をみつけ、上下の歯が当たる位置を確認します。次に約5㎜〜1㎝ほどの厚さに重ねたガーゼ（私は割り箸もよく使います）を用意し、上下の歯が当たる位置で強く噛みます。左側に噛み締めがある人は、右側の前歯で上下の歯が当たると思います。この時、痛みやコリを感じる首の筋肉には暖かい蒸しタオルを当てて温めます。

ガーゼ（割り箸）を強く噛むことで、左側にあった頸反射は右に移り、左の後頭部周囲にあった首の筋肉の硬直状態は緩和していきます。

ガーゼを強く噛んだままの状態で、押すと痛かった首の部分を触診して下さい。右前方に誘導した下あごの位置が的確であれば、左首の筋肉は弛緩し、痛みが消失または軽減し、今まで緊張していた首の筋肉が弛緩するはずです。（図44）

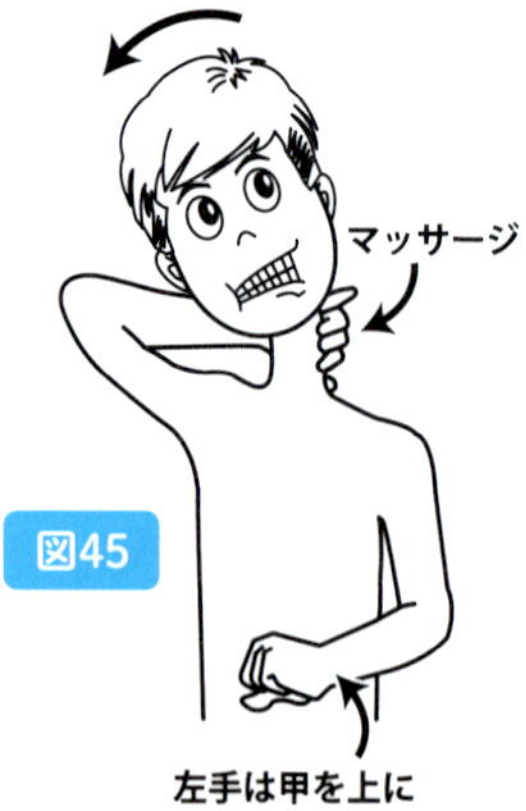

（2）首のマッサージの仕方

（1）で首の痛みや硬直状態が軽減しない人は、首のこっている側をやわらかくマッサージします。（図45）まず下あごを痛みが軽減する右前方に突き出します。左肩を下げ、右肩を引き上げます。左の手の甲を上にして軽く握ったまま腹部に置きます。次に、頭と一緒に上半身を軽く右に倒しながら、右手を首の後に回し、右手の指で後頭部にある硬直した筋肉を、触診を兼ねてマッサージしてください。首の症状が軽減していくのが感じ取れると思います。

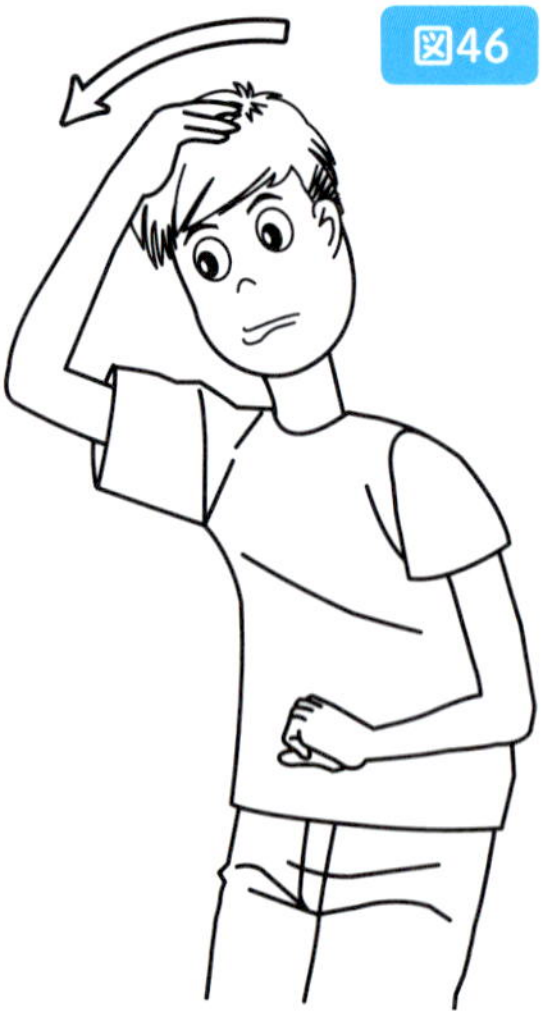

（3）首のストレッチ

（2）の姿勢を保ちながら、右手を頭の上にのせ、右手の重さだけを頭に加えるイメージで、上半身全体を右に倒します。首や左側の筋肉に、痛みを感じない程度の力加減にします。この状態を10～20秒キープすると、徐々に首こりは軽減していきます。（図46）痛いところを揉むのではなく伸ばすイメージです。この一連のストレッチは1回に2～3セットにとどめ、朝昼晩の1日3回程度行って下さい。首だけではなく上半身全体を右側に倒し、背中の左側を伸ばすように行って下さい。

2 寝転がって肩と骨盤の高さを整える

次に寝転がって歪みのない姿勢をイメージづけるストレッチです。左側を噛み締める人は左の肩が床につき右の肩が浮きます。（図47-1）

(1) 肩のストレッチ

両肩の高さの違いを腕の回転のストレッチで調整します。

仰向けに寝転がり両腕は伸ばした状態で身体につけます。

次に左手の手のひらを胃の上に置きます。肘の角度をそのまま維持しながら、左手の甲が顔の方に向くようにねじります。左ひじが浮き、手首をねじる力が左肩に伝わる程度まで回転させて、そのままキープします。（図47-2）

次に右腕は伸ばしたまま手首を時計回りに回して、手の

図47-1

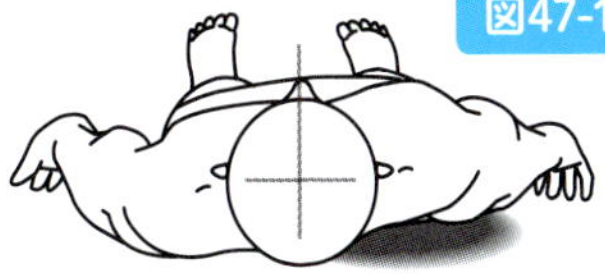

図47-2

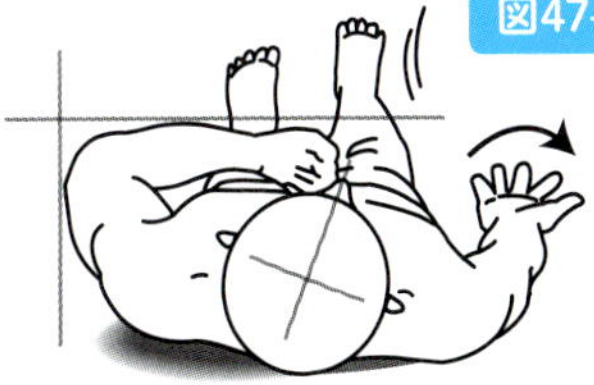

ひらを外側に向けます。これも手首のねじれが肩に伝わる程度の力でキープします。この手の動きで、左肩が床につき右肩が床から浮いていた人は、左肩が浮き、右肩が床に近づいてきます。この肩の動きを利用して、両肩が床から等しい位置に来るように調整してください。この姿勢をキープしながら、右側を強く噛みます。左肩が床から浮き上がらない人は、左肩と床の間にタオルを丸めて入れても構いません。

(2)骨盤の高さの違いを整えるストレッチ

腰の部分が浮いて床との隙間が大きくできている人は、骨盤の押し上げ回転が強い人です。その腰と床の隙間をなくすように丹田に力を入れて腰を床につけてみてください。できましたか？　その動きが骨盤の押し下げ回転です。そのまま左右の脚を伸ばして同じ長さになるようにします。次に右ひざを立てて図47-3のように足を曲げたまま左の足の上に乗せます。プロレス技の4の字固めをかけられるときの形ですね。そしてゆっくり右ひざを床に近づけます。無理に力を入れると股関節を痛めます。自分の足の重さで開く程度で構いません。右側で強く噛むことを意識し、肩のストレッチと合わせながら、2分程度姿勢を維持します。一日の中で

図47-3

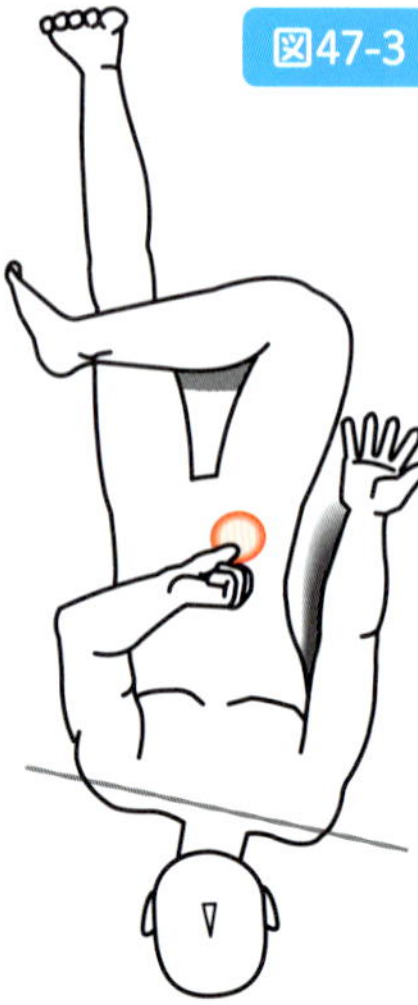

数回取り入れてください。

床がフローリングなどでパネルや木目の板などがある場合は、家族の人に上から見てもらって手の長さ、脚の長さが左右で等しくなっているか、肩や腰骨の高さも左右等しくなっているか、目地の直線を利用するとチェックしやすくなります。

この肩と骨盤のストレッチによって、片寄った噛み締めが引き起こす頸反射が身体に強いる回転とは、逆向きの回転を身体に働きかけることができます。このストレッチにより、頭、肩、骨盤をつなぎ硬直していた筋肉を弛緩させる事ができます。基本的にこのマッサージとストレッチで身体の歪みは改善していきます。

3 日常の生活習慣を変えていく

左側に噛み締めがあり、首の後ろ側の左の筋肉が硬直して痛みがある人は、いつも頭が左側を向き、姿勢が左側に傾いている傾向があります。顔を左右に向けてみて、どちらが向きやすいでしょうか？　おそらく右に顔を向けるときに、少し抵抗を感じるのではないでしょうか？

例えば大勢の人と写真を撮る時、写真屋さんに「中央に顔を向けるよう」注意を受けた経験はないでしょうか？

多くの人は長い年月、日常生活の中で、首の向きやすい方向が固定化されていることに気づいていません。首のコリをほぐすストレッチの他に、ふだんの何気ない習慣を変えるだけで身体の歪みやコリを改善させることができるのです。

●テレビの位置を変える

・顔を左に向けて居間のテレビを見ながら食事をしている
・仕事をする時に姿勢がいつも左側に傾く
・左側に座っている上司を気にしながらパソコン作業をしている
・何時間も右手でマウスを手前に引き寄せる操作を行っている
・来客を気にしながら常に身体を左側にひねった姿勢が固定化している

このような人は、気づかないうちに右肩が下がって左肩が上がります。何気ない日常の姿勢が、左側に噛み締めと首の緊張をもたらし、筋肉の収縮によって起こった「頸反射」が身体全体を歪め、歪んだまま身体を固定化させていきます。

したがってこれらの向きを逆向きにするのが効果的です。テレビの位置を右に置く、あるいは座る位置をかえて右側にテレビが来るようにする。デスクワークの人は、パソコンを操作する時に左側に注意がいかなくなる環境、右側に注意がいくような環境を作ってみてください。環境を変える事が困難な場合は、顔を向けるのではなく回転椅子で身体ごと回転して対応を心がけます。

友達と並んで長い時間会話するときは、友達の左に座ります。コンサート、映画館など鑑賞、講義を受ける時は左側に席を取り、右方向に眼を向ける状況を作ります。こうした一つ一つの改善を積み重ねることによって、あなたの身体の歪みが改善してゆきます。

●頬杖をやめる

頬杖は直接、手の平で下あごを後方に押す行為です。後方に下あごが押し込められると下あごの関節頭は関節円板から後方に滑り落ち、顎関節窩後壁を圧迫し、顎関節症を引き起こす状態を作ります。したがって、頬杖は早急にやめるべきです。

しかし口の中が狭いために舌が喉に落ち込む傾向がある人は、気道が圧迫され呼吸がしにくいために、頭を押し下げ回転にして顔を前方に押し出し、重い頭を体軸より前に突き出した状態になります。そのため頭に支えが必要になり、頬杖をしている事が考えられます。

頬杖の癖を止めるのではなく、頬杖をしなくても良い頭部の位置に改善しなくてはなりません。頬杖がしたくなる人は、試しに割り箸を2〜3本束ねて左右の奥歯で噛んで下さい。奥歯が高くなることで下あごが前方に誘導され、頭は押し下げ回転から押し上げに変わります。頭は後方に移動し、前屈になっていた姿勢は立ち上がり、頬杖が必要なくなる姿勢に回復します。割り箸を噛むことで姿勢が回復した人は、噛み合わせを高くする治療を進めることで、頭を支えていた後頭部から背中に広がる筋肉の硬直を解消することができます。

●ショルダーバッグを反対側にかける

左側で噛み締めがあると、左肩は常に上がって怒り肩になるためショルダーバッグが肩から落ちにくく、多くの人は自然に左肩に掛ける習慣になってしまいます。左肩にショルダーバッグの重さがかかると、さらに左肩を上げようとするため、左の噛み締めをさらに強めます。長年、習慣にしてしまうと噛み締めによって歪んだ姿勢が固定します。

このような人は、ショルダーバッグを右にかけるようにすると、右肩を上げるために、右の首の筋肉が緊張し、連動する右の噛む筋肉に噛み締めが生じます。右肩掛けが身に付くと、左側に引かれていた下あごは自然に右側に引かれ背骨の弯曲、背骨に加わっていた圧迫と歪みは緩和し、腰痛がある人は軽減するか消失する可能性があります。

ショルダーバッグがない時は、右肩を引き上げた状態で歩きます。長い年月、習慣的に行っていた「左側の噛み締め」は、簡単に解放できません。リハビリ訓練と思い、右肩にショルダーバッグを持ちかえ、習慣として身につけて下さい。時々、右胸の筋肉（大胸筋）を下方から上方にマッサージを行い、背泳ぎのように右腕を回転させる動きは効果的です。

●ハンドバッグを逆の手にぶら下げる

逆にハンドバッグは左の腕に掛けます。左腕にハンドバッグを掛ける時は手の甲を上にします。手の甲を上にしてハンドバッグを持ち上げると、腹部（丹田）に力が入り、左肩が下がって右肩は引き上げられ、右に噛み締めが起きやすい状態が生じます。左腕の手の平を上に向けてハンドバッグを腕にかけると、背中の筋肉が緊張して腰に負担がかかり、左肩が引き上げられ、左に噛み締めが起きやすくなります。手の甲を上にすることを忘れないようにします。

右肩にショルダーバッグ、左腕にハンドバッグを同時にかけると効果的ですが、それでも右側に噛み締めの感覚が得られないときは、バッグを重くします。そこまで負荷をかけても右で噛み締められない場合、下あごの歯が上の歯に接触して下顎が自由に右側に移動できなくなっている事が考えられます。そのときはハンドバッグやショルダーバッグを身につけた状態のままタッピングをすると自然と噛む位置が右側に移動します。そこで強く噛むよう意識します。

●パソコンはノート型、デスクトップ型どちらがいい？　マウスは？

噛み締めがある人は、頭部をそれ以上、押し下げ回転にすることができない人です。デスクトップ型は顔をあげて画面を見なければなりませんが、ノート型は顔を下に向けた状態で見ることができます。よって噛み締めのひどい人は、ノート型を使った方が、作業時の首への負担は減ります。

またマウスですが、私のところに来る患者さんの多くが、右手でマウスを長時間使用しています。右手の甲を上に向けて作業を続けると、マウスを持つ方の肩が下がり、反対側の肩が高くなります。このような人は仕事の合間に、右肩をあげて左肩を下げる動きを取り入れ、左右のバランスを取り戻すように心掛けましょう。

4 片頭痛と緊張性頭痛の対処法

●片頭痛(ズキズキした頭の痛み)

「噛み締め」によって噛む筋肉の足場になっている「こめかみ」周囲の頭蓋骨の縫合部が圧縮された状態です。ある日、噛み締めがなくなると、頭蓋骨の内側が急激な陰圧となり、こめかみ部分にある脳血管が急激に膨張します。片頭痛は、血管を取り巻いていた神経がこめかみ周辺の鱗状縫合が開くことと血管の膨張によって破断し、拍動とともにズキンズキンと激しく痛みが起こる血管痛です。

●片頭痛の対処法

片頭痛が起きる時は、リラックスできて噛み締めがおさまる時です。片頭痛が来そうだと予感がした時は、すぐに片頭痛が起きる側を強く噛み締め、こめかみの圧縮が陰圧になるのを防ぎます。これまで書き記してきたことと逆側に力を入れることになりますが、激しい痛みを少しでも和らげるための対症療法です。噛み締めるときは5㎜程度のガーゼや割り箸など噛みやすいものを口に入れ、強く噛むと痛みが軽減します。頻繁に片頭痛がある人は、歯科医師に頼んで片頭痛が起きる噛み合わせ側に、割り箸の代わりにワンタッチで取り外す事ができるようなミニスプリントを作ってもらう事をおすすめします。

しかし、すでに激しい片頭痛が恒常的に起き、血管を取り巻く神経が常に傷つき過敏になってしまっている場合は、強く噛み締めることで頭痛は軽減はしますが、消失はしません。痛み止めの薬を飲み、そして、血管を取り巻く神経が癒されるまで片頭痛が起きている側を噛み締め、心臓の拍動が強くならないよう静かに休むしかありません。

●緊張性頭痛（締め付けられる頭の痛み）

首の筋肉と噛む筋肉が慢性的に緊張し、首の痛みが、首と同じ神経支配にある頭に関連痛として現れるのが緊張性頭痛です。首に歪みをもたらしていた骨盤の押し上げ回転が、ストレスから解放されて背筋が弛緩するなどして押し下げ回転となり、噛み締め状態が緩和されると、緊張性頭痛の症状は治まります。

◎緊張性頭痛の対処法

この項の1、2のマッサージ、ストレッチが有効です。首の筋肉は極めて繊細なことから、軽く、痛みがともなわないよう力加減に注意してください。揉みしだくのではなく、血行が良くなるよう、なでるイメージです。

ふだんの生活でも右側で強く噛むことを意識し、これまでの生活の習慣を変えていくよう心がけます。夜寝るときは、頭と骨盤が同じ押し下げ回転となるように、横向きになって、エビのように背中を丸め、膝を屈曲し寝るようにします。抱き枕などを抱えて寝ると、横向きの体勢をとりやすくなります。これだけでも緊張性頭痛をはじめ身体に抱えている不定愁訴は少なからず軽減することが期待できます。

5 顎関節症・口周辺の対処法

●口を開けると関節にポンというクリック音がする

左側に噛み締めが強い方は、クリック音は右側から始まります。クリック音が鳴る状態は顎関節頭が顎関節円板にまだ復位できる状態であり、顎関節症の症状としては軽度です。左側は関節円板上に復位できないほど、強い顎関節症が起きている、という診断になります。さらに噛み締めが強くなると、右側のクリック音もしなくなります。もちろん治ったわけではありません。両方の関節頭がもはや円板上に回復できないほど強い噛み締め状態になった、つまり悪化しているということになります。

噛み合わせの治療が進んで回復に向かうと、顎関節頭が再び顎関節円板に復位できるようになり、クリック音が鳴るようになります。今度は「治療を始めたらまた音が鳴りだして悪化した」と言われるのですが、これは回復の合図です。さらに治療が進んで、噛み締めが強かった左側の噛み締めも軽減してくると、左側も軽く口を開けるだけでクリック音が鳴り始めます。

クリック音がしたというだけで、あごに重大な障害が起きているというわけではありません。しかし病状が進んで鳴り出したのか、あるいは回復に向かって鳴り出したのか、ということは治療を進めるうえでとても重要なポイントです。

またあごにかかる歪みや圧迫の力に対して顎関節はそうそう簡単には障害を受けませんが、クリック音が鳴る程度にあごに歪みと圧迫があると、必ず首に強い緊張状態があります。私はむしろ首に意識を向け、その対処法を考えることにしています。

◎あごの不調の対処法

クリック音や口を大きく開ける時に起こる「くの字開口」は、左右の肩の高さの違いと関連しています。この項の1、2のマッサージ、ストレッチを参照し、同じ対処法を行って下さい。硬直した左側の噛む筋肉は、多少痛みを伴っても、顎下から頬骨を押し上げるようにマッサージします。あわせて肩、背中のマッサージを行います。

第3項　具体的な運動療法と訓練

1　骨盤を押し下げ回転にする運動療法

ここからは運動による身体の歪みをほぐす方法を紹介します。症状の重い患者さんや、これから筋力をつけなければならない若い患者さんに、マッサージとストレッチと合わせて指導しています。

日々の暮らしの中で〝丹田〟を意識した身体の動かし方を取り入れます。立っている時は、膝を軽く曲げ、丹田（腹筋）に力を入れながら肛門を閉じるように力を入れます。これで骨盤が押し下げ回転になります。気が付いたときに意識して力を入れてみてください。肛門に力を入れるのは座っている時も人知れずできる運動です。反り返った背中を丸めるようにして力を入れます。

丹田をはっきりと意識する方法として、ボールを使う方法があります。両手にそれぞれボールを持ち、手を伸ばしたまま身体の後ろ側に持っていきます。手の甲は下に向け、その状態を

図 48

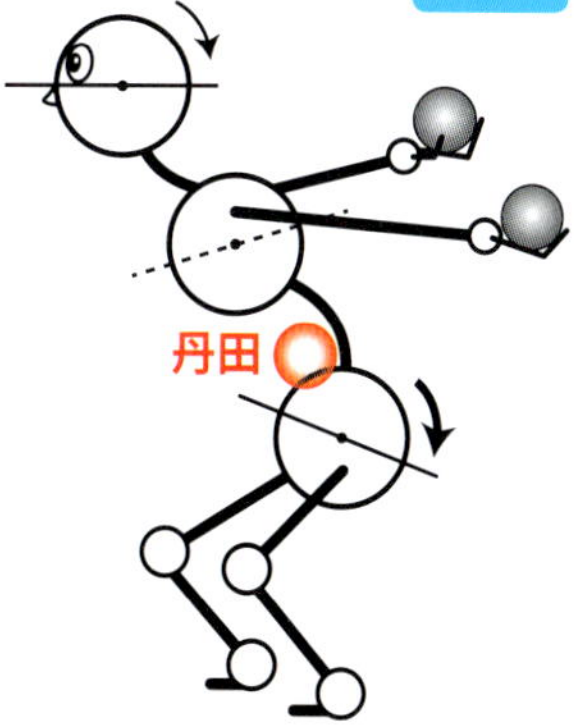

維持したまま歩きます。骨盤に押し下げ回転がかかり、腰を落とした歩き方ができます。そして、いままで気がつかなかった丹田を意識する事ができるはずです。（図48）

この歩き方を一日10分から15分を何回かに分けて行って下さい。最初はボールを持たなくても良いですが、慣れてきたらボールの重さを変えると効果的に丹田を鍛えられます。何キロ持たなければならないという基準はありません。５００㎖のペットボトルに水を入れて持っても良いですし、ダンベルでも構いません。歩き続けることができる範囲内で少しずつ重くできれば、何を持っても構いません。

肝心なのは手の甲が下を向いていること、そして太もも、ふくらはぎの筋肉をしっかり鍛えるよう意識してください。格好の良い歩き方ではありませんので、人前ではなかなかできないかもしれませんが、骨盤の押し下げ回転を意識した姿勢を身につけるためには最も簡単な運動方法です。

丹田をしっかり意識し、骨盤の押し下げ回転力が身につくと、身体の上方に向かっていた歪みの力を、足腰の筋肉で支え、吸収できるようになり、噛み締めから解放されます。

急激な骨盤の押し上げ回転を抑える方法

骨盤の押し上げ回転を抑え、立っているときの弓なりの姿勢を抑えるためには、ハイハイ運動が最も有効です。赤ん坊の時にしっかりやっていたはずの運動をもう一度体験し、立って歩く前に身につけておかなければならなかった腕、胸、丹田の力を鍛え直します。特に症状がひどく、急いで症状を緩和しなければならない患者さんや、若くてこれから筋力をつけなければならない患者さんに指導しています。

うつ伏せになり、足をO脚に広げ、肘をかわるがわる前に出しながら進みます。匍匐《ほふく》前進に近い動きです。（図49）ハイハイ運動をどのように始めればよいかわからない人は、とにかく床の上に腹這いでカエルのように寝そべって、床から胸、お腹を離さないようにして、少しでも前進してみて下さい。膝や肘が痛い場合は敷き布団の上でハイハイ運動を行っても構いません。

図49

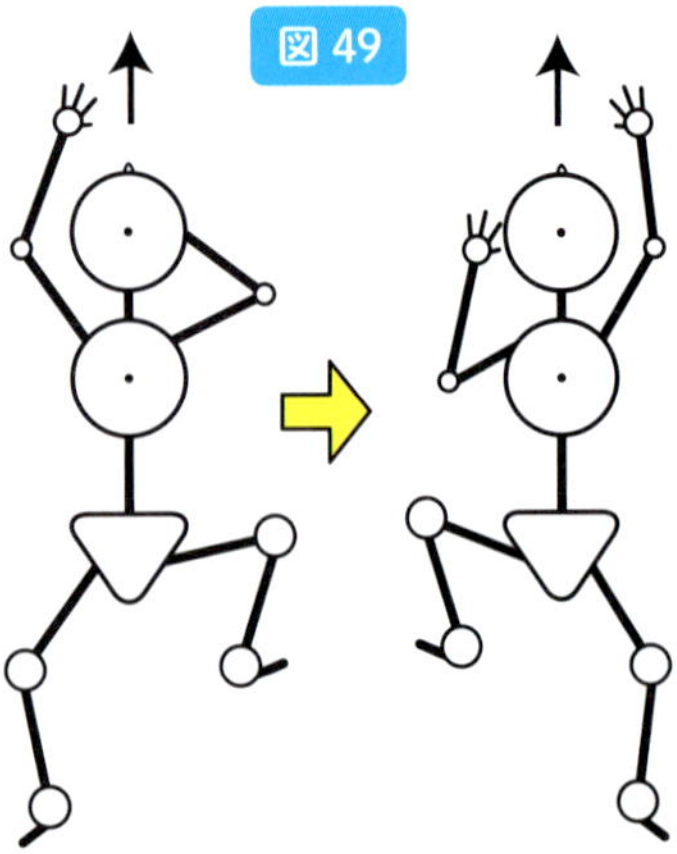

症状の重い患者さんに指導している運動ですが、かなりのエネルギーを必要とし、毎日続けるのは大変です。ハイハイ運動で効果を期待する場合、これまでの経験から最低でも1日15分以上必要です。「1日、誰

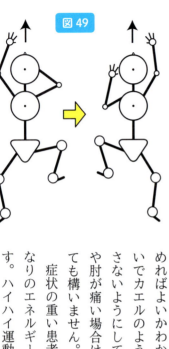

でも5分でＯＫ！」などと書店で表紙に並んでいるような言葉はなかなか言えません。１ヵ月ほどで効果を期待する場合は、１日１時間は行う事が必要です。ただし一度に行うのではなくご自身の年齢、体力の状態に合わせ、無理のないように何回かに分けて行うと良いでしょう。

この運動ができれば、骨盤の異常な押し上げ回転を、身体のほかの筋肉が受け止め、吸収できるようになります。身体に歪みをもたらす一番強力な〝背筋〟の力を抑えることができ、身体の歪みが消え、あなたを悩ましてきた原因不明の頭痛、あごの痛み、首、肩、腰、膝の痛みが解消していきます。

2 股関節、膝、足の不調の対処法

●膝関節の痛み

左側に強い噛み締めがあり、左肩が上がっている人の骨盤は、逆に左側が下がります。右の膝関節は伸びて屈曲しにくいロック状態になると、歩く時に右側の膝関節に衝撃が加わりやすく、左側に噛み締めがある人は右膝関節に痛みを訴える傾向があります。

○対処法

第2項の「骨盤の高さの違いを整えるストレッチ」が有効です。下あごの動きや上半身のストレッチと合わせて取り組んでください。

またふだんの生活の中で、左噛みが強い人は右の膝が伸びて左の膝が曲がる傾向があるため、脚を組む時は、ほとんどの人が右脚の上に左脚を乗せます。基本的に脚は組まない方が良いのですが、左側に傾いた歪みをとるための対処法として、脚を組むときは左脚の上に右脚を乗せてください。

5年かけて歪んだ人、30年かけて歪んだ人、それぞれですので、歪みが取れるまでの時間は長短がありますが、現在、身体の節々で起きている不定愁訴は少しずつ和らいでいくはずです。

図50-1

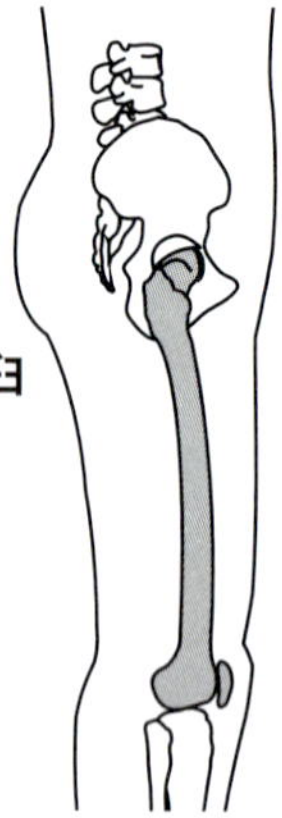

図50-2

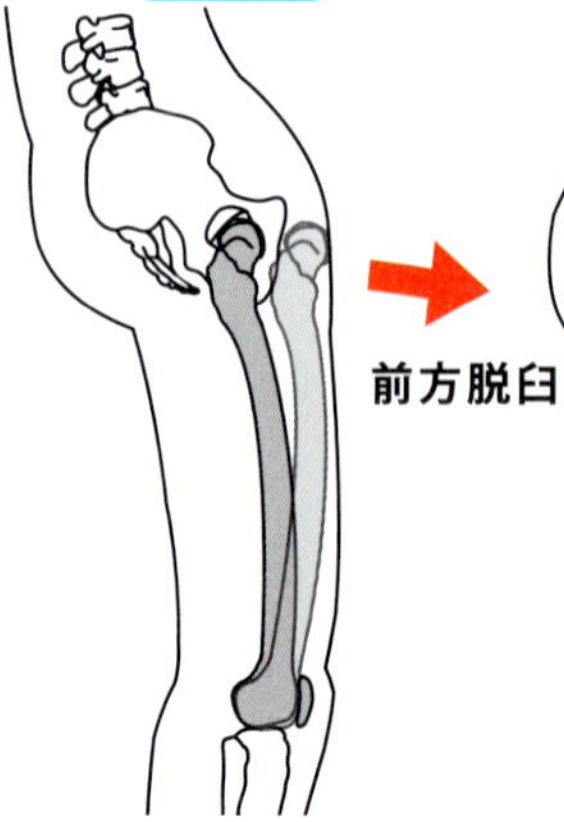

●股関節の調子が悪い

気道を確保するための頭の押し下げ回転と骨盤の押し上げ回転によって、上下からくる力のエネルギーは、頭と骨盤の間のどこかで衝突し、そこに力がとどまって歪みを生みます。

股関節は、膝関節が自由に曲がって動き、骨盤が押し下げ回転をしている状態のときに、関節窩に納まっています。（図50-1）骨盤を前方に移動し姿勢を弓なりにそらすII型の姿勢をとることで、背骨に集中した上下からの力を緩和させることができ

ますが、股関節が前方に外れやすくなり、関節を痛めます。（図50－2）

対処法

身体の軸より骨盤が前方に押し出されていると、膝が外側に向いた足を開いた歩き方になります。この状態で歩くと股関節は前方に外れやすくなり、股関節の調子が悪いと感じます。股関節も、膝関節も、過剰な骨盤の押し上げ回転によって膝の屈伸する動きが妨げられていると きに不具合が起きやすく、まず膝関節の不調が現れ、次に股関節の不調が始まる傾向がありま す。

股関節に異常がある人は、ボールを使った運動療法の構えをとり、その場で屈伸運動をしてみてください。腰は完全に落とさず、中腰程度で屈伸します。コツは足を曲げた時に丹田に力を入れること。背中は反らさず、腰は丸めることです。骨盤が押し上げ回転のまま、ただ足の屈伸運動をするだけでは、かえって膝関節を痛めます。勢いをつけずにゆっくりと屈伸します。1日10回程度から始め、自分の症状に合わせて回数を増やしてみてください。

股関節や膝関節の不調や痛みは、日々の生活の中で、骨盤が常に押し下げ回転にならなければ、なかなか改善しません。そこで趣味を楽しむ程度で構いませんので、スポーツやダンスを生活に取り入れ、上半身に起こる圧迫と歪みを下方に伝えて、足腰の筋力で歪みを吸収する動きを取り入れるのはとても有効です。

ただし上半身を使って球を投げる競技、例えば野球、バレーボールなどは背筋力を使い、骨盤に押し上げ回転を強いるため、噛み締めの状態を強める危険があり注意が必要です。力強い背筋が必要なスポーツをする人は、背筋と同じだけ胸筋や丹田を鍛えてバランスをとり、太ももやふくらはぎの筋肉を鍛えて骨盤が押し上げ回転にならないよう心がけましょう。

踊りやスポーツはさまざまな特徴があります。噛み締めの解消を目的として生活の中に運動を取り入れる場合は、頸反射の働きや、頭と骨盤の動きが同調する動きを基本とする踊りやスポーツを選ぶことが大切です。

踊りでは、フラダンスが最も理にかなった動きになっていると私は考えています。第一に裸足である事。足の裏で重心の位置を感じて骨盤や頭に伝え、踊りの基本的な姿勢は骨盤の押し下げ回転が中心です。日々の上半身の圧迫と歪みを足腰で吸収して緩和させ、上半身が緊張しない姿勢を身につける事ができます。

また日頃の運動では、私はお相撲さんの四股を踏む運動が有効だと考えています。大きく足を開いて腰を落とすしぐさは、押し上げ回転が基調となっている骨盤に押し下げ回転を与える動きです。大リーグのイチロー選手がバッターボックスに入る前に、足を広げて腰を落とす柔軟を行いますが、私はそれを見て「よし、骨盤に押し下げを入れたぞ。きょうも打てる！」などと言いながら、応援しています。

●足のマメ、足の裏の痛み

足の指と足の裏は、地面をつかみ、体重が足の裏のどの位置にかかっているかを脳に伝え、姿勢のバランスを制御する上で重要な役割を担っています。縦軸には足の指、指の付け根、そして踵が支点となったアーチによって体重を支え、横軸には親指の付け根と小指の付け根を支点としてアーチが作られています。この構造により、体重や身体にそのつど加わる衝撃を分散する事ができます。力が分散できているときは足の裏の筋肉が硬直することはありません。

しかし、骨盤に過剰な押し上げ回転が起こると、膝関節の自由な動きができなくなり、膝関節が伸びきった状態でロックします。このとき重心は後方にかかって体重が踵に乗り、〝浮き足〟と呼ばれる、指の先が地面についていない状態になります。体重を支えるアーチの硬直が限界に達している人は、土踏まずに痛みを訴え、支点となっている指の付け根や、踵に魚の目、タコ、外反母趾といった症状が発現すると考えます。

足の裏や指の働きを阻害する原因は骨盤の過剰な押し上げ回転です。頭と骨盤の動きが協調し同調できる動きに回復できれば、魚の目、タコ、外反母趾ができる原因を消失させることができます。

◎対処法

健康増進や身体の調子を整えるためといって、多くの人がウォーキングに励んでいますが、胸を張り、踵から地面に足を落とす歩き方は、噛み締めの症状がある人にはお勧めできない運動です。口の中が狭くて舌が気道を圧迫している人が、胸を張って踵から地面に接する歩き方をすると、頭部と胸部がともに押し下げ回転となって頸椎が歪みます。踵から地面に足をつける歩き方は、膝が伸びて骨盤が押し上げ回転となり、膝や股関節を痛めることになります。歩行姿勢は多少前かがみにして、丹田を意識したすり足のような歩き方にしなければ頭の押し下げ回転と骨盤の回転は同調しません。

「緑の中を颯爽と歩きたいのに、すり足ではどうも気分が出ない……」と、審美的に気になる人には、歩行のときに重心を前方に置くノルディックウォーキングをお勧めします。ノルディックウォーキングの基本的な考え方は両腕を前足と考え、ストックを使い歩くスポーツです。この歩き方は頭と骨盤の回転を協調させ、身体にかかる力のバランスを整える可能性があります。

3 舌の訓練

矯正治療によって歯並びが改善できたとしても、舌を定位置にすることができない場合、噛み合わせは後戻りを起こします。歯が並ぶ位置は、舌の力と頬や唇の力の釣合で決まります。舌が口の中から外に向かって歯を押す力と、頬や唇の筋肉が、歯を覆って包み込む力が均衡した場所に歯列ができます。矯正治療後の後戻りを起こさないためには舌が常に正しい位置にきて、しっかり口蓋に張り付く力が必要になります。

口蓋に舌背が張り着いていない人は、仰向けに寝たとき、舌は喉に落ち込み喉の気道を閉塞し、睡眠時無呼吸症候群を引き起こします。また上顎前突や下顎前突など、上あごと下あごの位置に狂いが生じている場合、上顎口蓋に対する舌の張り付く状態に狂いが生じています。

最近、「正しい口の働き」「正しい発音と舌の働き」「正しい飲み込み方」など身体全体との関係を考慮しないままに数多くのトレーニング教本が出版されています。これまでの私の臨床経験から、口の機能は「舌が正しく納まる舌房容積と口蓋の形態」、「下あごと上あごが正しく噛み合っている噛み合わせ」などの諸条件を満たさなければ、一時的な改善があったとしても、正しく作用しません。そして身体に留まっている歪みのエネルギーを解放できない限り、舌と口蓋の関係に狂いが生じ、口の機能訓練は対症療法的な治療になってしまいます。

舌の訓練に入る前に、舌の位置の異常と機能障害について説明します。

●授乳と噛み合わせの発育

口の機能は授乳時期から始まります。

この時期に間違った舌の動きが身に付くと、舌が上あごに張り付く定位置に狂いが生じ、上下のあごの発育と調和のとれた歯並びが歪むことになります。

正しい舌の位置は、舌が上顎の口蓋に張り付いた状態で舌の先端が切歯乳頭部位（スポッ

図51

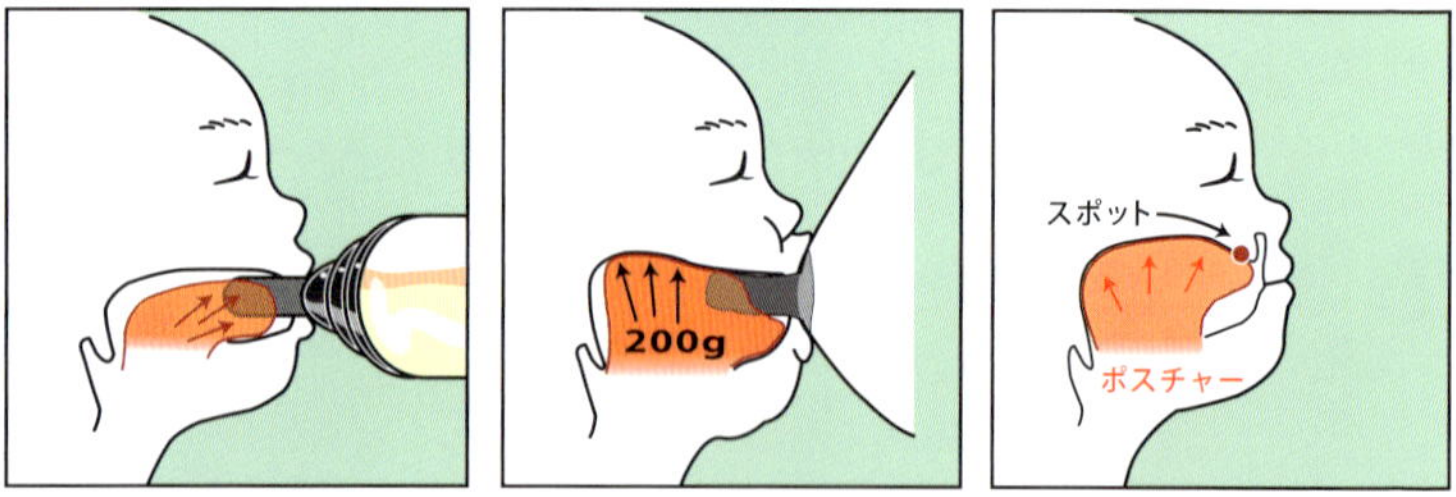

ト）に定着している状態です。この舌の位置から、人は1日に2000回以上嚥下運動を行い、一回の嚥下に、200グラムの力で口蓋を押しつけています。この圧力によって口蓋は拡大され歯列弓は舌の形に合うように発育します。（図51）

嚥下機能に障害を起こす始まりは、授乳期の間違った人工乳首の選択によって起こります。正しい授乳行為は反射機能を養い、とくに筋肉の力や正しい呼吸、嚥下機能を育て、下あごの正しい位置と機能を育てます。

かつてこうした機能を無視して作られた人口乳首や指しゃぶりのようなものを赤ちゃんに与え、噛み合わせの発育に不調和がもたらされたことがありました。母乳で育てるのは、栄養面などの問題とは別に、口の機能をしっかり育てる重要な役割もあります。

●舌の訓練

まず初めにタッピングなどで下あごを正しい位置に誘導し、首のコリや硬直を軽減します。舌背全面をしっかりと上顎の口蓋に吸着させて、口を開きます。舌に吸着力がない人は口蓋から舌が

写真9

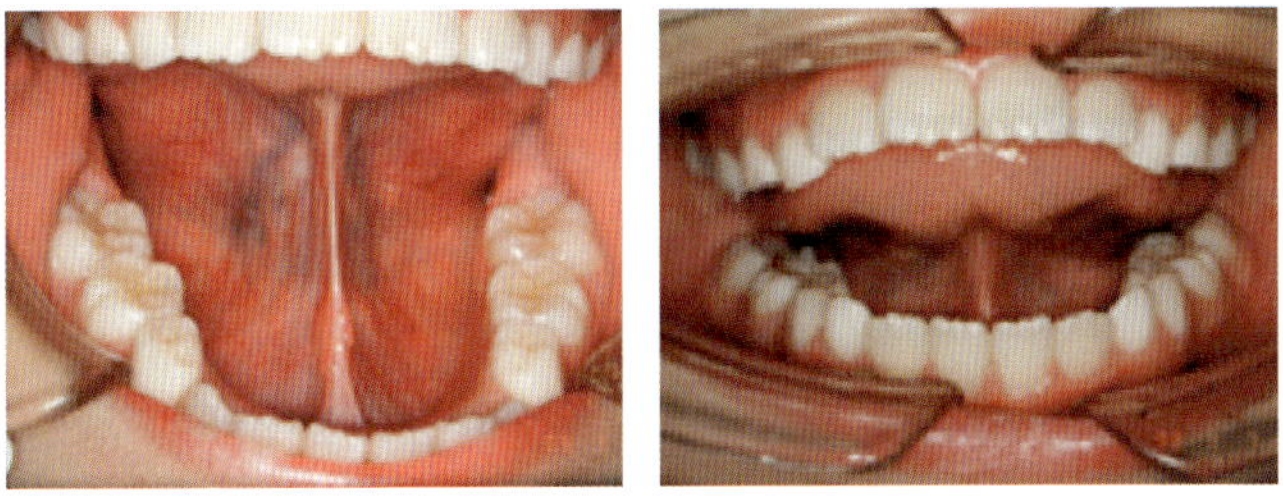

外れやすく、舌背が口蓋に吸着したままの人は、舌の筋力が強いといえます。吸い上げ訓練は口を大きく開けても舌が口蓋からはがれないように力を入れる訓練です。目標は貴方の指3本分の大きさです。舌に力がない人は指2本半でも厳しいかもしれませんが、できるだけがんばって下さい。

舌の訓練によって歯列形態の改善を期待する場合、発育余地が十分残っている年齢は期待が大きく、年齢が経つほど、形態変化の期待は減少します。

写真の症例は10歳の女の子です（写真9）。矯正装置を使用せず、約1年間のトレーニングで開口機能はかなり改善しました。訓練を始めた当初は指2本の開口で舌が口蓋からはずれ、舌は歯列弓の内側に収まらない状態でした。しかし1年後には指3本分まで口を大きく開いても、舌の吸い上げが可能になりました。訓練により舌の小帯は伸び、舌は歯列弓内側にしっかりと納まりました。舌の筋力が強化され口蓋に吸着する力が増した事と、上あごが側方に発育し口蓋に舌が吸着しやすくなったためです。写真で比較すると、明らかに前歯の隙間が閉じています。さらに上あ

写真10

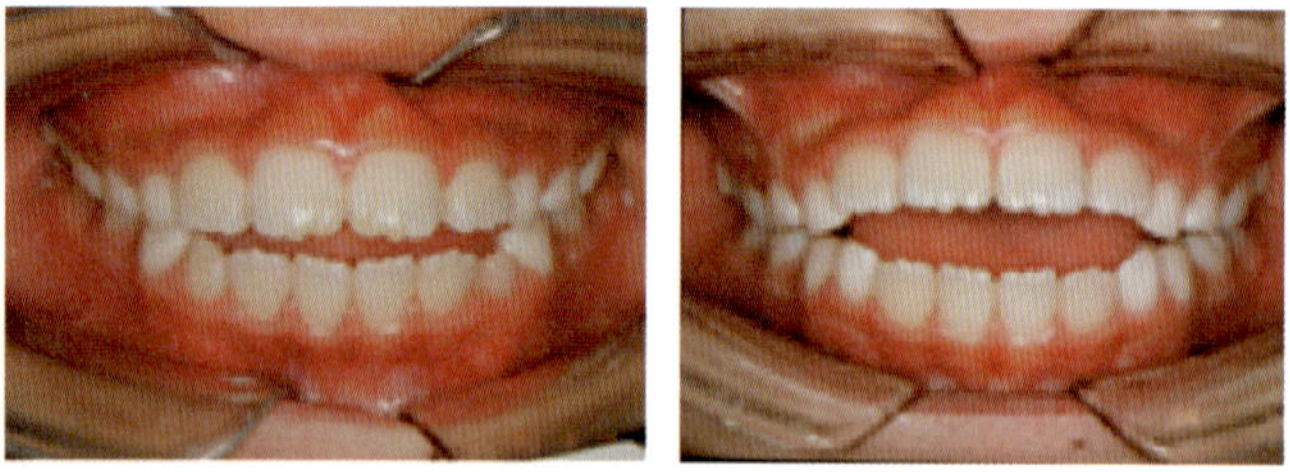

ごの奥歯が下あごの奥歯に覆い被さり、上あごが側方に広がっていました。（写真10）

この症例から矯正装置を装着しなくても、舌の力によって上あごの側方拡大が可能であり、正しい口の機能によって、正しい歯並びが育つ事がわかります。逆に矯正装置を用いて形態が改善できても、正しい口腔機能ができなければ、後戻りする可能性も示しています。

おわりに

今から二十数年前、顎関節症と全身に起こる不定愁訴の関係性がわからず、関連しそうな書物を手あたり次第に読み続けていたころ、「体全体の緊張を解くにはまず首の筋肉を解放することからはじめること。体が自由であれば、頭の動きに続いて身体の動きがついてくる」という一節が目に入ったことが「アレクサンダーの仮説と原理」の出会いでした。この一節が私の研究のガイドとなり、身体全体を視野に入れて、口元の現象を考えるようになりました。

マシアス・アレクサンダー（Matthias Alexander 1869〜1955）はオーストラリアのシドニーでシェークスピア劇の俳優として活躍した人物です。ある時、声が出なくなり、若くして引退を余儀なくされました。彼は声が出なくなった原因を、自分自身の筋肉の使い方を観察して明らかにし、筋肉の動きを改善することによって治癒させました。その研究結果と技術を身体全体の広い範囲まで拡げ、姿勢術調整法を編み出しました。現在、この姿勢術調整法は全世界に広まっており、歌や演劇を学ぶ人々の教科書になっています。日本でも数多く訳本が紹介され、日本の研究者からも理論を紹介する本が出版されています。

アレクサンダーは、「人は本来、運動中も静止中も、頭と脊柱の動的な関係を保持し『再生する能力』が存在する。しかし人は、この『再生する能力』に対して干渉し、身体全体に緊張パターンを作り出し、『再生する能力』を弱めている。この緊張パターンを意識的に抑制し、『再生する能力』と協調し促進することで、動きの中に優雅さとバランスを取り戻すことができる。身体全体の緊張を解くにはまず首の筋肉を解放することからはじめ、体が自由であれば、頭の動きに連動して身体が付いてくる」（『アレクサンダー・テクニークの学び方』誠信書房より引用）と述べています。しかし肝心の「再生する能力」が何であるのか示されていません。私はしばらくの間、アレクサンダー理論が理解できずにいました。

私なりの理解が進んだのは、「再生する能力」を「姿勢反射」という言葉に置き換え、下あごの動きをパズルの一片としてアレクサンダーの理論に当てはめてからです。身体中に力が伝わる仕組みを「下あご」、「頭部」、「胸部」、「骨盤」の4つの回転軸でとらえ、これらの回転運動を阻害する姿勢要因がある時、それぞれの回転軸の間にある顎関節、頸椎、腰椎に圧迫と歪みが蓄積するモデルを、試行錯誤を繰り返しながら導くことができました。

モデルをガチャガチャと動かしながら、身体に生じた歪みが首から上方に向かった時は、我々歯科医師が最大の謎としてきた「噛み締め」が起こり、顎関節症や慢性頭痛など、頭部を中心に不定愁訴が起こることが理解できました。そして首から下方に歪みが向かう時は、筋肉、靭帯、関節など身体の節々に原因不明の不定愁訴を起こす可能性がある事がわかってきました。自分で構築した理論を基に、診察室で多くの患者さんの「噛み合わせ」を診て実証を重ねてきましたが、手探り状態で顎関節症と取り組んでいた頃には、全身に起こる不定愁訴と顎関節症の関連性について理解が足りず、多くの患者さんの期待に応えられなかった事が、今も心に重く留まっています。

対象とする事柄が、歯科医師の専門範囲をはるかに超えるため、他分野の医師やカイロプラクティックの専門家らに意見をいただきながらまとめました。これまで謎とされてきた顎関節症の原因である「噛み締め」について、歯科医師を目指す学生でも理解できるよう、できるだけわかりやすく書いたつもりですが、門外漢ゆえ、思い込みや理論の取り間違えなど、多々あるのだろうと思います。誤りがあればできるだけ多くご指摘いただき、噛み締めの理論を確たるものにしていければ幸いです。そして多くの異分野の専門家たちと、共同で理論を検証する場を求めて行きたいと考えています。

まずは、全身の不定愁訴に悩む患者さんのために。

そして、同じ課題に現場で取り組む歯科医師のために。

なお本書を書くにあたって沼田博光氏と共同で執筆にあたりました。沼田氏は、もともとは私の患者さんで、歯科とは違う分野に身を置く人ですが、理論の精度や解説の手法についてともに議論し、本書が専門的な表現に偏らないよう尽力いただきました。

尾﨑　勇

参考文献

（1）Jeffrey H.Ahlin,D.D.S.（菊池進　監訳）：マキシロフェイシャル　オーソペディックス―小児歯科矯正治療へのアプローチ―、クインテッセンス出版、東京、１９８６

（2）中村隆一・齋藤宏：基礎運動学、医歯薬出版、東京、２００２

（3）大地陸男：生理学テキスト第5版、文光堂、東京、２００８

（4）井上直彦、他：咬合の小進化と歯科疾患―ディスクレパンシーの研究―、医歯薬出版、１９８６

（5）尾崎勇、他：咬合と姿勢2―下顎位と姿勢―、道歯会誌　第61号、２００６

（6）尾崎勇：下顎位と姿勢第1報　Alexanderの原理と姿勢の分類―その理論と仮説―、日本全身咬合学会雑誌　第13巻　第1号、２００７

（7）Conable.B.,Conable.W.（片桐ユズル・小山千栄訳）：アレクサンダー・テクニークの学び方、誠信書房、東京、２００２

（8）前原潔、他：テンプレート療法―Quadrant Theoremを基本として―、歯界広報社、東京、１９９７

（9）Dimitrios Kostopoulos & Konstantine Rizopoulos（川喜田健司　訳）：トリガーポイントと筋筋膜療法マニュアル、医道の日本社、東京、２００６

（10）坂井文彦：片頭痛へのアプローチ、先端医学社、東京、２００４

（11）Charles McNeill 編（杉崎正志・藤井弘之　監訳　小林薫・波多野泰夫・鮎瀬公彦　共訳）：TMD 治療の最新ガイドライン―米国 AAOP 学会による分類、評価、管理の指針―、クインテッセンス出版、東京、１９９３
（12）佐藤貞男、他：顎顔面のダイナミックスを考慮した不正咬合治療へのアプローチ、東京臨床出版、東京、１９９１
（13）三浦登・植野公雄：マイオドンティクスの理論と臨床、クインテッセンス出版、東京、１９８３
（14）芳野香：アレクサンダー・テクニックの使い方―「リアリティ」を読み解く―、誠信書房、東京、２００４
（15）Barlow,W.（伊東博　訳）：アレクサンダー・テクニーク、誠信書房、１９９９
（16）丸山剛郎：咬合と全身の健康―臨床生理咬合に立脚して―、医歯薬出版、東京、２０００
（17）大築立志・鈴木三央・柳原大　編集：姿勢の脳・神経科学―その基礎から臨床まで―、市村出版、東京、２０１３
（18）古谷野潔　編集：別冊 Quintessence TMD YEAR BOOK 2012　アゴの痛みに対処する、クインテッセンス出版、東京、２０１２
（19）John Mew　（北總征男　監修）：バイオブロック・セラピー―自然成長誘導法―、学建書院、東京、２００１

（20）大野粛英・吉田康子、他：マイオファンクショナル・セラピーの臨床―舌癖と指しゃぶりの指導―、日本歯科出版、東京、1986
（21）設楽哲也・戸川清・村上泰：エッセンシャル耳鼻咽喉科・頭頸部外科学、医歯薬出版、東京、1986

頭痛《ずつう》・肩《かた》こり・不定愁訴《ふていしゅうそ》をもたらす
「噛《か》み締《し》め」の謎《なぞ》を解《と》く!

2017年 5月1日 初版第1刷

著 者 ―――――― 尾崎《おざき》 勇《いさむ》
発行者 ―――――― 坂本桂一
発行所 ―――――― 現代書林
〒162-0053 東京都新宿区原町3-61 桂ビル
TEL/代表 03(3205)8384
振替00140-7-42905
http://www.gendaishorin.co.jp/

ブックデザイン+DTP ―― 吉崎広明 (ベルソグラフィック)
イラスト・図版 ―――― 清水 環

印刷・製本 ㈱シナノパブリッシングプレス
乱丁・落丁本はお取り替えいたします。

定価はカバーに
表示してあります。

ISBN978-4-7745-1632-5 C0047